医師と管理栄養士が考えた

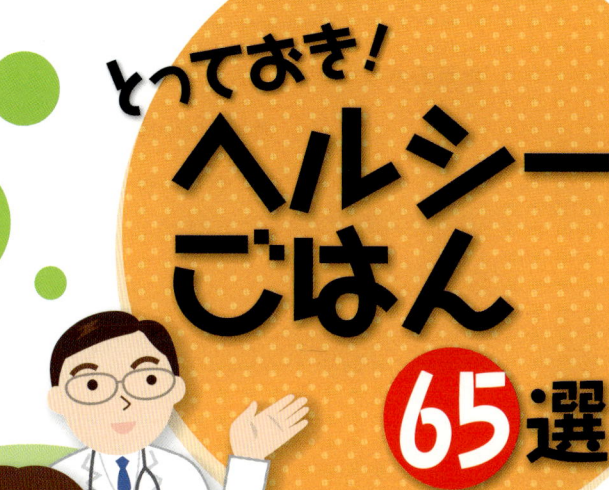

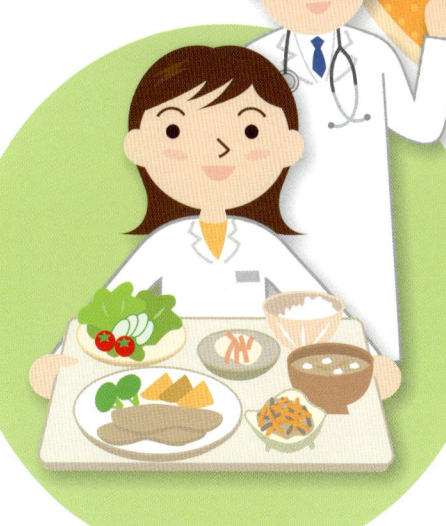

とっておき！
ヘルシーごはん 65選

ローカロリーメニュー集

お茶の水女子大学
生活環境教育研究センター教授・医学博士
近藤 和雄

管理栄養士
田口 千恵

著

第一出版

著者紹介

お茶の水女子大学生活環境教育研究センター
教授・医学博士　近藤和雄
管理栄養士　田口千恵

はじめに

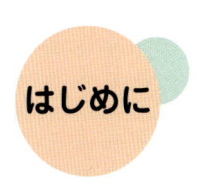

　私たち日本人は，日本型食生活というたいへん優れた食文化をもっています。まずはそのことを意識して，本書をお使いいただきたいと思います。

　今，日本人の平均寿命が男性79.59歳，女性86.44歳（厚生労働省，2009年）と世界のトップレベルであるのは，公衆衛生の向上のみならず，毎日の食事の積み重ねが築き上げたことは疑いの余地がないことです。

　では，なぜ日本型食生活がほかの国や地域の食生活に比べて優れていると言えるのでしょうか。それには，主食としてのご飯の存在が鍵といえます。

　ご飯は，たいへん優れた主食です。特に味付けをしなくてもおいしく食べられ，もちろんいかなるおかず（主菜）との相性も良く，脂質・飽和脂肪酸含量も高くなく，適度にたんぱく質を含み，飽きが来ません。短所としては，血糖値を上げやすく，アミノ酸ではリシンが少ないこと，ビタミンB_1の不足に気をつける必要があること，塩味が合うので塩分の摂りすぎに気をつけなければいけないことがあげられるでしょうか。これらの短所にしても，適量をよく噛んでおかずとともに食べること，豆類などのリシンやビタミンB_1を多く含む主菜・副菜と合わせること，おかずにはだしを効かせて酸味や辛味も利用し，塩だけでない味付けの工夫をすることでかなり解決できます。

　私たち日本人がご飯を食べてきたことによって，主食＋主菜＋汁物というわかりやすい食事パターンを編みだし，結果としていわゆるPFC比率などバランスのとれた食生活を送る原動力になったといっても過言ではありません。

ご飯を中心にして食事を組み立てることは，バランスのとれた食事に行き着く足がかりが既にできているのです。

　本書をみてもわかるように，ここに示した献立は，すべて日常で手に入れやすい食材を利用し，高度な調理技術を駆使しなくても気軽に作れるものばかりです。ごく自然に，気楽に食べられ，しかも飽きが来ないので，気がつくと贅肉がとれ，健康的になっていることでしょう。物足りないと感じることはないはずですし，時にはお菓子や果物もつまめる余裕ができます。食事は毎日の積み重ねで，何よりも長続きすることが大切です。組み合わせを変えれば，無限大の食生活が構築できます。

　生活習慣病の予防はもちろん，メタボリックシンドロームとの指摘を受けた方々にもお使いいただけます。

　どの献立から始めても構いませんので，ぜひ健康な日本型食生活を楽しみつつ身につけてください。

　謝辞　本書を刊行するにあたり，医療法人康正会総合クリニック健康管理センターの田島亜紀子管理栄養士をはじめ，関係部署の皆様には助言・ご指摘等，ひとかたならぬご尽力をいただきました。ここに厚く御礼申し上げる次第です。

平成 23 年 4 月

お茶の水女子大学生活環境教育研究センター教授・医学博士　**近藤和雄**
管理栄養士　**田口千恵**

肉 焼

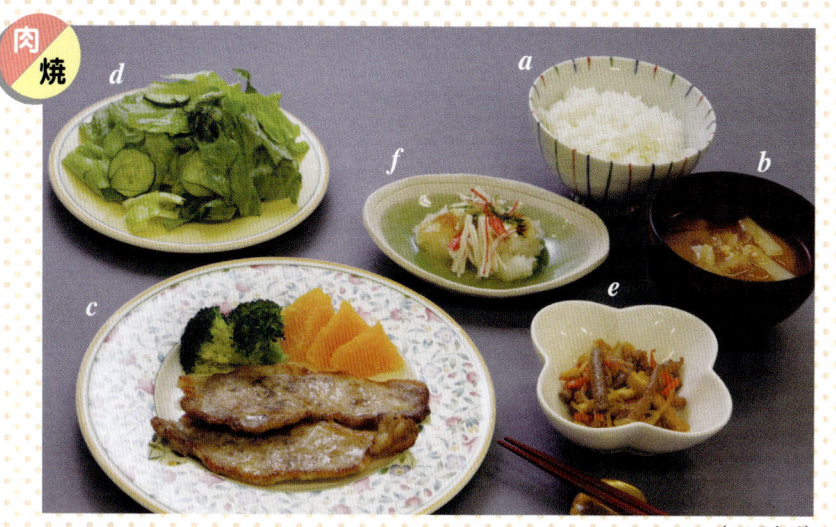

total=*619*kcal (p.4-5より)

- a 米飯
- b みそ汁
- c ポークソテー（ブロッコリーサラダ添え）
- d レタスの酢の物
- e ぜんまい炒め
- f かにかまぼこのおろし和え

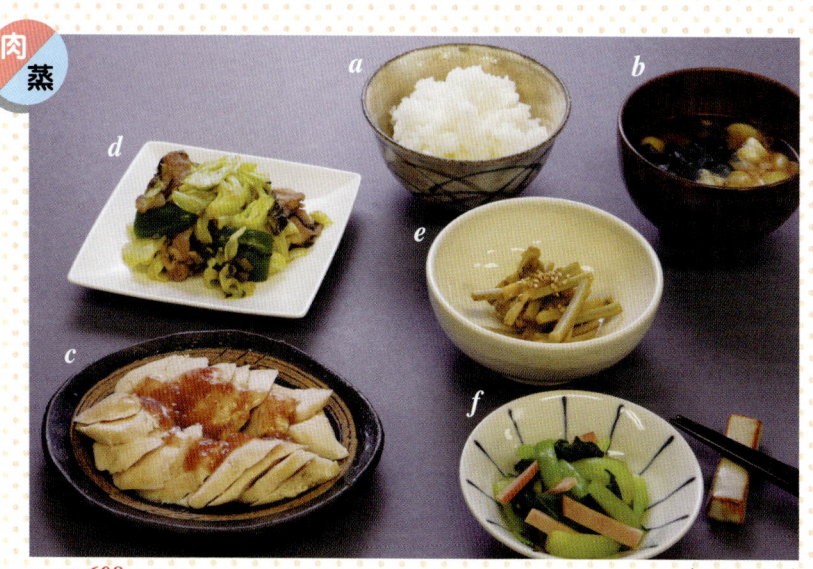

肉 蒸

total=*608*kcal (p.62-63より)

- a 米飯
- b みそ汁
- c ささみの酒蒸し，梅あんかけ
- d 豚肉と高菜の炒め物
- e ごぼうのごま和え
- f チンゲンサイとハムの辛し和え

魚 焼

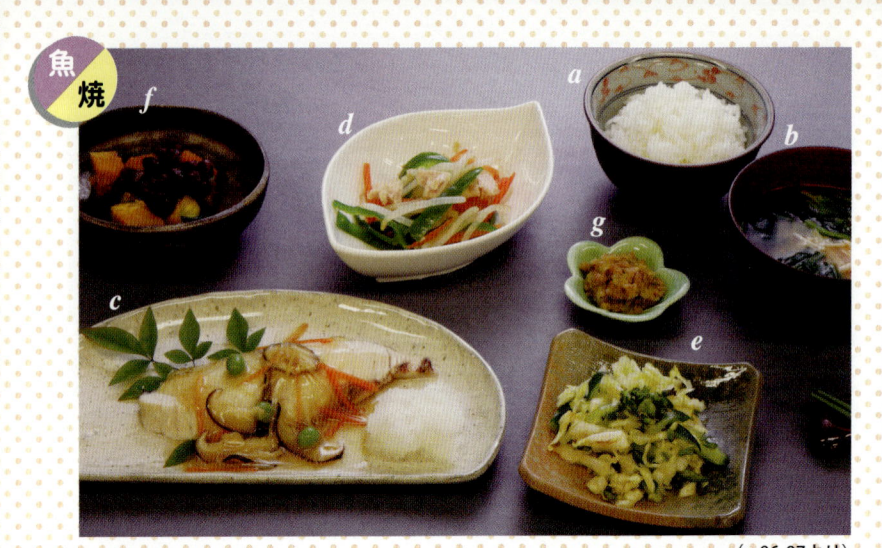

total=611kcal　　　　　　　　　　　　　　　　　　　　　（p.96-97より）

- a 米飯
- b みそ汁
- c さわらの和風あんかけ
- d 野菜のお浸し
- e キャベツのしその実和え
- f かぼちゃのいとこ煮
- g 肉みそ

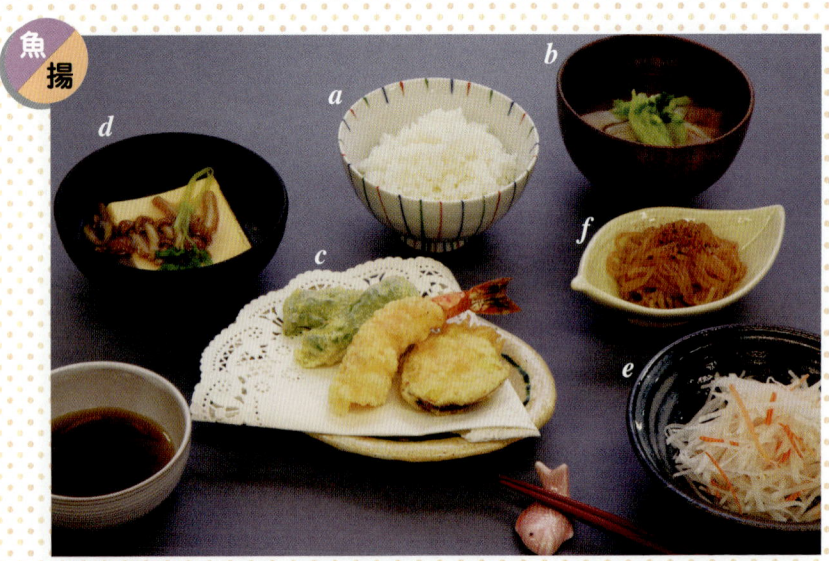

魚 揚

total=593kcal　　　　　　　　　　　　　　　　　　　　　（p.108-109より）

- a 米飯
- b みそ汁
- c えびと野菜の天ぷら
- d 卵豆腐
- e なます
- f 糸こんにゃくの辛味炒め

卵焼

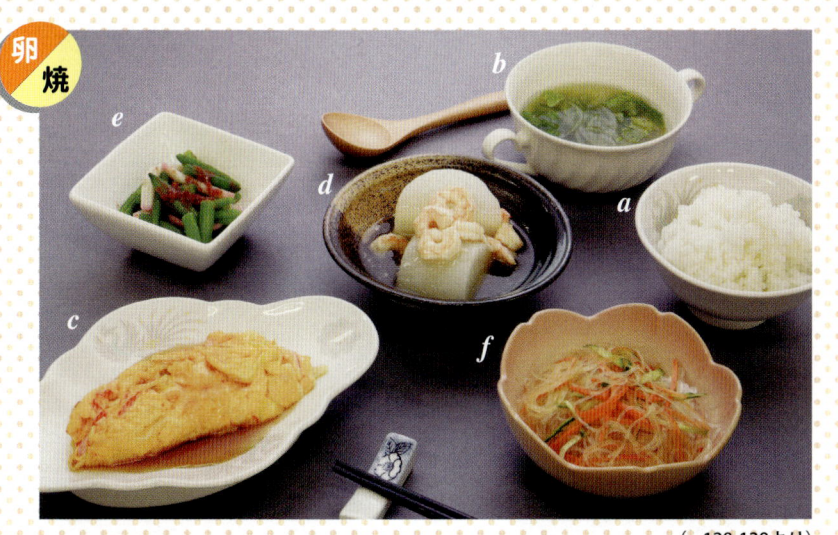

total=635kcal (p.128-129より)

- a 米飯
- b レタスのスープ
- c かに玉
- d 大根のえびあんかけ
- e さやいんげんとかまぼこの梅和え
- f はるさめサラダ

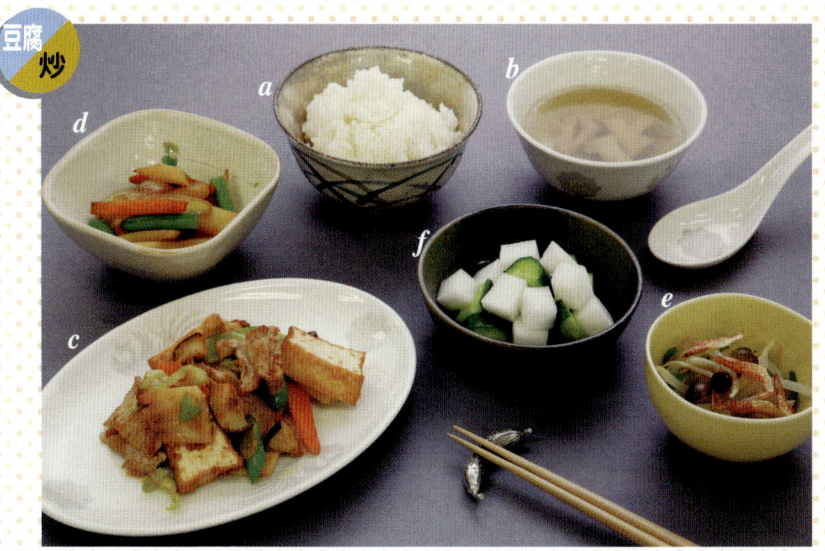

豆腐炒

total=622kcal (p.136-137より)

- a 米飯
- b エリンギのスープ
- c 家常豆腐
- d じゃがいもの炒り煮
- e もやしの華風和え
- f 大根ときゅうりのピクルス風

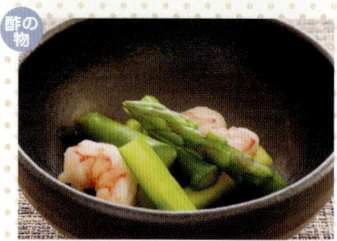

酢の物	和え物
20kcal アスパラガスとえびの酢の物 (p.142より)	**15**kcal さやいんげんと赤ピーマンのしょうが和え (p.142より)
14kcal キャベツの磯和え (p.144より)	**14**kcal こんにゃくともやしのキムチ風 (p.146より)
15kcal たまねぎのゆかり和え (p.150より)	**20**kcal 豆苗とトマトのサラダ (p.160より)
14kcal 冬瓜と貝柱のスープ煮 (p.164より)	**21**kcal エリンギのホイル蒸し (p.168より)

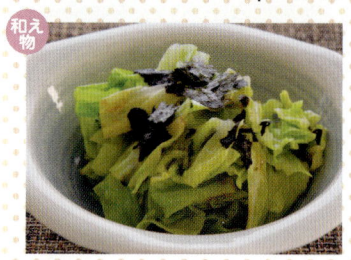

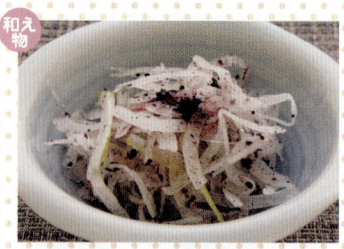

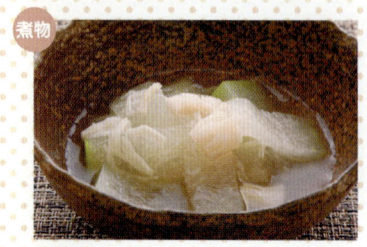

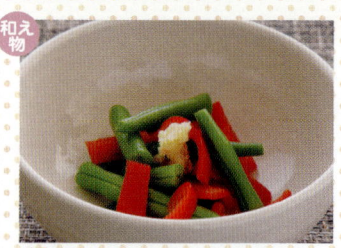

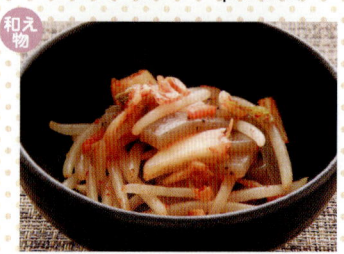

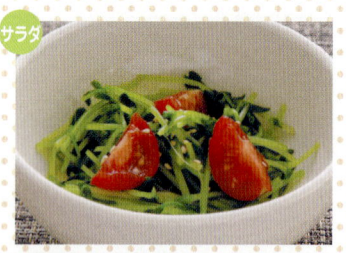

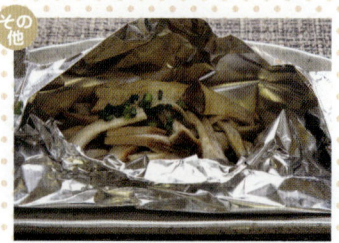

料理撮影協力：（株）ヘルシードック，平山進

目次 CONTENTS

はじめに

本書の特徴と使い方

主菜別組み合わせ献立

- 肉料理 …………………………………… 2
- 魚介料理 ………………………………… 68
- 卵料理 …………………………………… 126
- 豆腐料理 ………………………………… 134

副菜・小鉢もの

- 和え物・酢の物 ………………………… 142
- サラダ …………………………………… 160
- 煮　物 …………………………………… 162
- その他 …………………………………… 168

- 索　引 …………………………………… 173

コラム
COLUMN

調理の工夫とエネルギー　　66

肉の部位によるエネルギーの違い　　67

主食がパンの場合とごはんの場合との
エネルギー量の比較　　124

和食のエネルギー量は少ないのか　　125

間食についての注意　　132

ジュース，コーヒー，牛乳，アルコールなど，
飲み物のエネルギーと上手な飲み方　　138

果物のエネルギー　　172

本書の特徴と見方・使い方

本書の特徴

　例えば，厚生労働省発表の食事摂取基準（2010年版）において，身体活動レベルⅡ（普通）の18～69歳の女性は，1日約2,000kcalが推定必要エネルギー量です。一般的な朝：昼：夕＝1：1.5：1.5の配分とすれば，500kcal：750kcal：750kcalとなります。ここに掲載した献立を昼食あるいは夕食に利用した場合，いずれも700kcalを超えないため，間食も考慮に入れることができます。これは，減量を考えている方にとっても決して無理のない，ゆとりのある食生活を可能にします。

　ただし，高齢者であまり活動のない男性以外のかたが本書を利用する場合，主食を1.5倍に増やすなどの調整が必要です。

　お勧めおやつ例：　果物のヨーグルト和え，全粒ビスケットとコーヒー・紅茶・日本茶，あずきの寒天寄せ，焼き芋，カフェオレなど。

●カロリー順索引を参考にしながらお楽しみください。

主菜・副菜の交換

　本書の主菜や副菜にはb～fのようにアルファベットが付いています。

　aはご飯，bは汁物，cは主菜，d～f等は副菜となっていますが，bはb同士，cはc同士などで適宜交換可能です。ただし，炒めものは炒めもの同士，生ものは生もの同士で交換することがバランスをくずさない上手な方法です。また，主菜が肉類のときは，副菜には大豆製品や野菜類を取り入れる，調理方法も主菜が焼きものならば副菜は煮もの，生ものなどが組み合わせのコツです。

●材料別索引を参考にしながらお使いください。

掲載の栄養素等

　各献立に示した栄養素等は，健康の保持・増進にとって欠かせないものばかりです。三大栄養素のうち，たんぱく質，脂質は体の構成に欠かせませんし，カリウムは高血圧予防，カルシウムは骨粗鬆症予防，鉄は貧血予防に重要です。

　私たち日本人は塩分の摂りすぎが以前から問題になっていますが，カリウムを摂ることによって，ナトリウムの尿中排泄が促されます。近年では，カリウム摂取量を増やすことによって血圧低下，脳卒中・骨粗鬆症予防につながることが動物実験や疫学研究で示唆されています。日本人の食事摂取基準（2010年版）によれば，18歳以上の1日目標量として男女とも，約3,000mgとなっており，本書の献立は，1食でほぼ1/3量が摂取できるように配慮されています。

ビタミンEは，脂質の酸化を抑制することによって細胞膜やタンパク質，核酸の損傷を防ぐ作用をもつ脂溶性ビタミンです。一般に「活性酸素を消去する」，「心疾患，脳卒中，がんを予防する」，「老化を防止する」などといわれています。ビタミンCは同じく脂質の酸化を抑制し，代謝を調節します。皮膚の張り，免疫に大切です。

　食物繊維は，現代人に不足しがちです。大腸がんに関連があるとされています。本書では適宜取り入れることによって，満腹感を感じるように配慮しました。日本人の食事摂取基準（2010年版）によれば，18歳以上の1日目標量として男性19g以上，女性17g以上となっています。本書の献立は，1食でほぼ1/3量が摂取できるように配慮されています。

　食塩は，言うまでもなく，摂りすぎに注意すべき成分です。摂りすぎは高血圧，胃がんに関連があるといいます。日本人の食事摂取基準（2010年版）によれば，12歳以上の1日目標量として男性9g未満，女性7.5g未満となっています。

応用編

　和え物やサラダは作り置きができません。それ以外に，少し多めに作っておけば常備菜として利用できるものもあります。例えばp.162 きのこのピリ辛煮，p.168 大根とにんじんの金平風などです。もう1品というときの箸休めに適しています。ただし，これらも市販品と比べてすべて薄味ですので，原則としてあまり長期間の保存はできません。夏季は冷蔵庫も過信せず，特に注意してください。

　主食のご飯は胚芽精米や玄米を混ぜる，雑穀ご飯にすることにより，食感も楽しめ，一層のビタミンB_1・B_2，食物繊維がとれます。

●●●略語説明●●●

total

E 644kcal	P 28.4g	F 19.8g	K 1,023mg	Ca 108mg
Fe 2.8mg	VE 2.0mg	VC 21mg	DF 5.6g	$NaCl$ 4.2g

E=エネルギー　P=たんぱく質　F=脂質　K=カリウム　Ca=カルシウム
Fe=鉄　VE=ビタミンE　VC=ビタミンC　DF=食物繊維　$NaCl$=食塩

主菜別組み合わせ献立

肉焼 豚ロース

- うどときゅうりの酢みそ和え
- ごぼうと牛肉のしぐれ煮
- 豚肉のしょうが焼き
- 米飯
- みそ汁
- 白菜としらすの和え物

a 米飯

米　80g

| E 285kcal | P 4.9g | F 0.7g | K 70mg | Ca 4mg |
| Fe 0.6mg | VE 0.1mg | VC 0mg | DF 0.4g | NaCl 0.0g |

b みそ汁

米みそ　10g　　さといも　20g　　ねぎ　5g

| E 32kcal | P 1.6g | F 0.6g | K 175mg | Ca 14mg |
| Fe 0.5mg | VE 0.2mg | VC 2mg | DF 1.1g | NaCl 1.2g |

c 豚肉のしょうが焼き

豚ロース肉（脂身つき）　60g　　しょうゆ　6g　　しょうが　2g 油　2g　サニーレタス　15g　　トマト　30g

| E 197kcal | P 11.9g | F 14.6g | K 339mg | Ca 16mg |
| Fe 0.6mg | VE 0.8mg | VC 8mg | DF 0.6g | NaCl 0.9g |

d ごぼうと牛肉のしぐれ煮

ごぼう　40g　　牛かた肉（脂身つき）　20g　　油　1g　　みりん　2g しょうゆ　4g　　酒　1g

| E 80kcal | P 4.8g | F 3.2g | K 208mg | Ca 20mg |
| Fe 0.6mg | VE 0.5mg | VC 1mg | DF 2.3g | NaCl 0.6g |

e うどときゅうりの酢みそ和え

きゅうり 10g	するめいか 10g	酒 1g		
うど(水さらし) 20g	みそ 5g	酢 2g	砂糖 2g	だし汁

| E 32kcal | P 2.7g | F 0.4g | K 106mg | Ca 10mg |
| Fe 0.3mg | VE 0.3mg | VC 2mg | DF 0.7g | NaCl 0.7g |

f 白菜としらすの和え物

白菜 40g	しらす干し 5g	しょうゆ 3g		

| E 18kcal | P 2.6g | F 0.2g | K 124mg | Ca 44mg |
| Fe 0.2mg | VE 0.2mg | VC 8mg | DF 0.5g | NaCl 0.8g |

つくり方

c 豚肉のしょうが焼き ❶おろししょうがとしょうゆを合わせ，豚肉を30分つけ込む。▶ ❷フライパンに油を熱し，豚肉を焼く。▶ ❸器に❷を盛り付け，サニーレタスとトマトを添える。

d ごぼうと牛肉のしぐれ煮 ❶ごぼうはささがきにする。▶ ❷牛肉はごぼうと同じくらいの大きさに切る。▶ ❸鍋に油を熱し❷を炒め，肉の色が変わってきたら❶を加えさらに炒める。▶ ❹ごぼうに火が通ったら，しょうゆ，みりん，酒を加え味を含ませる。

e うどときゅうりの酢みそ和え ❶きゅうりとうどは短冊切りにする。うどは酢水（分量外）につける。▶ ❷いかは酒をふって蒸す。▶ ❸鍋にみそ，酢，砂糖，だし汁を入れ，一度火にかけ酢みそをつくる。あら熱がとれたら，❶，❷と和える。

f 白菜としらすの和え物 ❶白菜はひと口大に切り，ゆでる。▶ ❷しらすは湯通しをする。▶ ❸❶と❷を混ぜ合わせ，しょうゆで和える。

total

| E 644kcal | P 28.4g | F 19.8g | K 1,023mg | Ca 108mg |
| Fe 2.8mg | VE 2.0mg | VC 21mg | DF 5.6g | NaCl 4.2g |

肉焼 / 豚ロース

- ぜんまい炒め
- ポークソテー（ブロッコリーサラダ添え）
- レタスの酢の物
- かにかまぼこのおろし和え
- 米飯
- みそ汁

a 米 飯

| 米　80g |

| E 285kcal | P 4.9g | F 0.7g | K 70mg | Ca 4mg |
| Fe 0.6mg | VE 0.1mg | VC 0mg | DF 0.4g | $NaCl$ 0.0g |

b みそ汁

| みそ　10g　　じゃがいも　20g　　たまねぎ　10g |

| E 38kcal | P 1.7g | F 0.6g | K 135mg | Ca 13mg |
| Fe 0.5mg | VE 0.1mg | VC 8mg | DF 0.9g | $NaCl$ 1.2g |

c ポークソテー（ブロッコリーサラダ添え）

| 豚ロース肉（脂身つき）　60g　　塩　1g　　こしょう　　小麦粉　3g
油　2g　　オレンジ　30g　　ブロッコリー（ゆで）　30g |

| E 224kcal | P 12.6g | F 15.8g | K 287mg | Ca 19mg |
| Fe 0.5mg | VE 1.0mg | VC 29mg | DF 1.4g | $NaCl$ 1.1g |

d レタスの酢の物

| レタス　45g　　きゅうり　15g　　大葉　0.5g　だし汁　1g
砂糖　1.5g　　塩　0.7g　　酢　7g |

| E 15kcal | P 0.4g | F 0.1g | K 124mg | Ca 14mg |
| Fe 0.2mg | VE 0.2mg | VC 4mg | DF 0.7g | $NaCl$ 0.7g |

e ぜんまい炒め

生ぜんまい（ゆで）	15g	豚ひき肉	7g	にんじん	5g
油揚げ	3g	糸こんにゃく	10g	酒	0.5g	砂糖	0.5g
しょうゆ	3g	油	0.5g

| E 42kcal | P 2.3g | F 2.6g | K 58mg | Ca 19mg |
| Fe 0.3mg | VE 0.2mg | VC 1mg | DF 0.9g | $NaCl$ 0.4g |

f かにかまぼこのおろし和え

| 大根 | 50g | かに風味かまぼこ | 5g | しょうゆ | 3g |
| あおのり | 0.1g |

| E 16kcal | P 1.1g | F 0.1g | K 131mg | Ca 20mg |
| Fe 0.2mg | VE 0.0mg | VC 6mg | DF 0.7g | $NaCl$ 0.6g |

つくり方

c ポークソテー（ブロッコリーサラダ添え） ❶豚肉は塩，こしょうで下味をつける。▶❷❶に小麦粉をまぶし，熱したフライパンに油をひき，色よく焼き上げる。▶❸器に❷を盛り付け，ゆでたブロッコリーとオレンジを添える。

d レタスの酢の物 ❶レタスはひと口大にちぎり，きゅうりは輪切り，大葉は千切りにする。▶❷砂糖，塩，酢，だし汁を混ぜ合わせ，❶と和える。

e ぜんまい炒め ❶ゆでたぜんまい，糸こんにゃくは食べやすい長さに切る。▶❷にんじんは千切りにし，油揚げも同じくらいの大きさに切る。▶❸糸こんにゃくと油揚げは湯通しをする。▶❹鍋に油を熱し，豚ひき肉を炒める。▶❺❹に酒を加え，豚肉の色が変わってきたらにんじんを加え，さらに炒める。▶❻❺に残りの材料を加え，にんじんがやわらかくなってきたら砂糖，しょうゆを加え，味を含ませる。

f かにかまぼこのおろし和え ❶かにかまぼこは食べやすい長さに切り，ほぐす。▶❷大根おろしをつくり，❶を加え，しょうゆとあおのりで和える。

total

| E 619kcal | P 23.0g | F 19.9g | K 805mg | Ca 88mg |
| Fe 2.4mg | VE 1.7mg | VC 48mg | DF 5.1g | $NaCl$ 4.0g |

肉焼 / 豚ロース

ゆでなすの酢みそかけ
ポークソテー（カレー味野菜炒め添え）
キャベツとささみのサラダ
こまつ菜とえのきのしょうが和え
米飯
みそ汁

a 米飯

米 80g				
E 285kcal	P 4.9g	F 0.7g	K 70mg	Ca 4mg
Fe 0.6mg	VE 0.1mg	VC 0mg	DF 0.4g	NaCl 0.0g

b みそ汁

みそ 10g	木綿豆腐 30g	油揚げ 5g		
E 60kcal	P 4.2g	F 3.5g	K 83mg	Ca 61mg
Fe 0.9mg	VE 0.2mg	VC 0mg	DF 0.7g	NaCl 1.2g

c ポークソテー（カレー味野菜炒め添え）

豚ロース肉（脂身つき） 60g　塩 0.5g　こしょう　油 2g　たまねぎ 30g　ピーマン 10g　塩 0.3g　こしょう　油 0.5g　カレー粉 0.3g				
E 213kcal	P 11.4g	F 16.2g	K 256mg	Ca 11mg
Fe 0.4mg	VE 0.6mg	VC 11mg	DF 0.8g	NaCl 0.9g

d キャベツとささみのサラダ

キャベツ 50g　鶏ささみ 20g　酒 2g　かいわれ大根 10g　しょうゆ 4g　酢 4g　ゆず（果汁） 1g				
E 41kcal	P 5.8g	F 0.3g	K 212mg	Ca 29mg
Fe 0.3mg	VE 0.3mg	VC 26mg	DF 1.1g	NaCl 0.6g

e ゆでなすの酢みそかけ

| なす 40g | 酢 1.5g | みそ 3g | 砂糖 1g |
| 練りからし 0.5g | だし汁 | | |

| E 20kcal | P 0.8g | F 0.3g | K 100mg | Ca 11mg |
| Fe 0.3mg | VE 0.1mg | VC 2mg | DF 1.0g | $NaCl$ 0.4g |

f こまつ菜とえのきのしょうが和え

| こまつ菜 40g | えのきたけ 10g | しょうが 1g |
| しょうゆ 5g | | |

| E 12kcal | P 1.3g | F 0.1g | K 256mg | Ca 70mg |
| Fe 1.3mg | VE 0.4mg | VC 16mg | DF 1.2g | $NaCl$ 0.7g |

つくり方

c ポークソテー（カレー味野菜炒め添え） ❶豚肉は塩，こしょうで下味をつける。▶ ❷熱したフライパンに油をひき，❶を色よく焼き上げる。▶ ❸たまねぎとピーマンは細切りにして油で炒め，塩，こしょう，カレー粉で味をつける。▶ ❹器に❷を盛り付け，❸を添える。

d キャベツとささみのサラダ ❶ささみは酒蒸しにしてほぐす。▶ ❷キャベツはゆでてひと口大に切る。▶ ❸ ❶と❷を混ぜ合わせて器に盛り，かいわれ大根を添える。▶ ❹酢，しょうゆ，ゆず果汁を混ぜ合わせてドレッシングをつくり，❸にかける。

e ゆでなすの酢みそかけ ❶鍋にみそ，砂糖，だし汁，練りからしを入れ，一度火にかけて酢みそをつくり，あら熱をとっておく。▶ ❷なすはやわらかくなるまでゆでる。▶ ❸❷を食べやすい大きさに切って盛り付け，❶をかける。

f こまつ菜とえのきのしょうが和え ❶こまつ菜はゆでて食べやすい長さに切る。えのきは石づきを取り，食べやすい長さに切ってゆでる。▶ ❷おろししょうがとしょうゆを合わせ，❶と和える。

total

| E 630kcal | P 28.4g | F 21.1g | K 978mg | Ca 185mg |
| Fe 3.8mg | VE 1.7mg | VC 54mg | DF 5.2g | $NaCl$ 3.8g |

肉焼 / 豚ロース

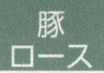

- ふろふき大根
- 豚肉の削り焼き
- ほうれんそうとにんじんの煮浸し
- 米飯
- みそ汁
- かぶの梅びしお和え

a 米　飯

米　80g				
E 285kcal	P 4.9g	F 0.7g	K 70mg	Ca 4mg
Fe 0.6mg	VE 0.1mg	VC 0mg	DF 0.4g	$NaCl$ 0.0g

b みそ汁

みそ　10g　　さといも　20g　　あさつき　2g				
E 31kcal	P 1.6g	F 0.6g	K 173mg	Ca 12mg
Fe 0.5mg	VE 0.2mg	VC 2mg	DF 1.0g	$NaCl$ 1.2g

c 豚肉の削り焼き

豚ロース肉（脂身つき）　60g　　酒　2g　　しょうゆ　3g
練りからし　0.5g　　かつお節　　油　1g　　ししとうがらし　10g
油　0.5g　　塩　0.2g　　こしょう　　じゃがいも　40g

E 228kcal	P 12.1g	F 15.2g	K 397mg	Ca 6mg
Fe 0.5mg	VE 0.5mg	VC 20mg	DF 0.9g	$NaCl$ 1.0g

d ふろふき大根

大根　100g　　米のとぎ汁　　みそ　10g　　砂糖　2g　　酒　3g
みりん　1g　　だし汁　　さやえんどう（ゆで）　5g
ゆず（果皮）　0.1g

E 52kcal	P 1.9g	F 0.7g	K 276mg	Ca 36mg
Fe 0.6mg	VE 0.1mg	VC 14mg	DF 2.1g	$NaCl$ 1.2g

e ほうれんそうとにんじんの煮浸し

ほうれんそう 40g	にんじん 10g	みりん 1g		
しょうゆ 3g	だし汁			
E 18kcal	*P* 1.3g	*F* 0.2g	*K* 236mg	*Ca* 31mg
Fe 0.4mg	*VE* 1.1mg	*VC* 8mg	*DF* 1.7g	*NaCl* 0.4g

f かぶの梅びしお和え

かぶ 40g	かぶの葉（ゆで） 3g	梅びしお 5g		
E 19kcal	*P* 0.4g	*F* 0.1g	*K* 127mg	*Ca* 17mg
Fe 0.5mg	*VE* 0.1mg	*VC* 9mg	*DF* 0.8g	*NaCl* 0.4g

つくり方

c **豚肉の削り焼き** ❶酒, しょうゆ, 練りからしを混ぜ合わせ, 豚肉を30分つけ込み下味をつける。▶❷じゃがいもは皮をむいて適当な大きさに切ってゆで, 粉ふきいもをつくる。▶❸フライパンに油を熱し, ししとうを炒め, 塩, こしょうで味をつけ取り出す。▶❹❸のフライパンに新たに油をひき, ❶の豚肉を焼き上げる。▶❺器に❹を盛り付け, 熱いうちにかつお節をかけ, ❷と❸を添える。

d **ふろふき大根** ❶大根は輪切りにして厚めに皮をむき, 十字に隠し包丁を入れ, 米のとぎ汁でやわらかくなるまで煮る。▶❷鍋にみそ, 砂糖, 酒, だし汁を入れ, 練りみそをつくる。最後にみりんを加える。▶❸器に❶を盛り付け, ❷をかけ, ゆでたさやえんどうとゆずを添える。

e **ほうれんそうとにんじんの煮浸し** ❶ほうれんそうは下ゆでし, 食べやすい長さに切っておく。にんじんは短冊切りにする。▶❷鍋にだし汁, しょうゆ, みりんを入れ, にんじんを入れて軽く火を通す。▶❸にんじんが煮えてきたら❶のほうれんそうを入れ, 軽く混ぜ合わせる。

f **かぶの梅びしお和え** ❶かぶはいちょう切りにしてゆでる。かぶの葉はゆでて食べやすい長さに切る。▶❷❶を梅びしおで和える。

total

E 633kcal	*P* 22.3g	*F* 17.5g	*K* 1,280mg	*Ca* 106mg
Fe 3.2mg	*VE* 2.1mg	*VC* 53mg	*DF* 6.8g	*NaCl* 4.4g

肉焼 / 豚ロース

大根とえびの
オイスターソース炒め

豚肉のねぎ塩焼き

ほうれんそうの
ごま和え

しいたけの網焼き

米 飯　　みそ汁

a 米 飯

米　80g				
E 285kcal	*P* 4.9g	*F* 0.7g	*K* 70mg	*Ca* 4mg
Fe 0.6mg	*VE* 0.1mg	*VC* 0mg	*DF* 0.4g	*NaCl* 0.0g

b みそ汁

みそ　10g	キャベツ　20g	油揚げ　5g		
E 43kcal	*P* 2.4g	*F* 2.3g	*K* 81mg	*Ca* 34mg
Fe 0.7mg	*VE* 0.2mg	*VC* 8mg	*DF* 0.9g	*NaCl* 1.2g

c 豚肉のねぎ塩焼き

豚ロース肉（脂身つき）　60g　　ねぎ　20g　　しょうゆ　1g				
塩　0.8g　　こしょう　　油　2g　　サラダ菜　7g				
E 200kcal	*P* 11.2g	*F* 15.6g	*K* 231mg	*Ca* 9mg
Fe 0.3mg	*VE* 0.5mg	*VC* 3mg	*DF* 0.5g	*NaCl* 1.0g

d 大根とえびのオイスターソース炒め

大根　80g　　赤ピーマン　10g　　ししとうがらし　5g				
しばえび　20g　　酒　2g　　片栗粉　酒　5g　　こしょう				
オイスターソース　5g　　油　1g　　炒りごま　0.5g				
E 64kcal	*P* 4.9g	*F* 1.5g	*K* 290mg	*Ca* 39mg
Fe 0.5mg	*VE* 1.0mg	*VC* 30mg	*DF* 1.5g	*NaCl* 0.7g

e ほうれんそうのごま和え

| ほうれんそう（ゆで）50g | しょうゆ 5g | 砂糖 3g |
| 炒りごま 0.5g | | |

| E 31kcal | P 1.8g | F 0.5g | K 267mg | Ca 42mg |
| Fe 0.6mg | VE 1.3mg | VC 10mg | DF 1.9g | $NaCl$ 0.7g |

f しいたけの網焼き

| しいたけ 40g | 大根 20g | レモン（果汁）3g | しょうゆ 5g |

| E 15kcal | P 1.7g | F 0.2g | K 181mg | Ca 8mg |
| Fe 0.2mg | VE 0.0mg | VC 8mg | DF 1.7g | $NaCl$ 0.7g |

つくり方

c 豚肉のねぎ塩焼き ❶しょうゆとみじん切りにしたねぎを混ぜ合わせ，豚肉を30分つけ込み下味をつける。▶❷フライパンに油を熱し，❶を焼く。火が通ったら塩，こしょうで味をつける。▶❸器にサラダ菜をしき，❷を盛り付ける。

d 大根とえびのオイスターソース炒め ❶大根は拍子木切りにし，赤ピーマンは大根より一回り小さく切る。ししとうは軸を切っておく。▶❷しばえびは背わたを取り，酒をまぶしてもんでおき，熱湯にさっと通す。▶❸フライパンに油を熱し，❶を炒める。しんなりしてきたら❷を加え，さらに炒める。▶❹ ❸に火が通ったら，オイスターソース，こしょう，酒で味をつけ，水溶き片栗粉でとろみをつける。▶❺器に❹を盛り付け，上から炒りごまをかける。

e ほうれんそうのごま和え ❶ほうれんそうはゆでて適当な大きさに切る。▶❷砂糖，しょうゆ，炒りごまを混ぜ合わせ，❶と和える。

f しいたけの網焼き ❶しいたけは石づきを取り，金網にのせて焼く。▶❷器に❶を盛り付け，レモン果汁としょうゆをかけ，大根おろしを添える。

total

| E 637kcal | P 26.8g | F 20.8g | K 1,119mg | Ca 136mg |
| Fe 3.0mg | VE 3.0mg | VC 58mg | DF 6.8g | $NaCl$ 4.4g |

肉焼 / 豚ロース

えびときゅうりの三杯酢
高野豆腐の炊き合わせ
豚ロースのオニオン焼き
米 飯
みそ汁
しらすのおろし和え

a 米 飯

米 80g				
E 285kcal	P 4.9g	F 0.7g	K 70mg	Ca 4mg
Fe 0.6mg	VE 0.1mg	VC 0mg	DF 0.4g	NaCl 0.0g

b みそ汁

みそ 10g　しめじ 20g　さやえんどう 3g				
E 23kcal	P 1.8g	F 0.7g	K 103mg	Ca 11mg
Fe 0.6mg	VE 0.1mg	VC 1mg	DF 1.2g	NaCl 1.2g

c 豚ロースのオニオン焼き

豚ロース肉（脂身つき）　60g　たまねぎ 30g レモン（果汁）　3g　にんにく 0.2g　こしょう しょうゆ 6g　油 0.5g				
E 196kcal	P 11.8g	F 14.1g	K 259mg	Ca 10mg
Fe 0.4mg	VE 0.3mg	VC 5mg	DF 0.5g	NaCl 0.9g

d 高野豆腐の炊き合わせ

高野豆腐 15g　砂糖 1g　しょうゆ 4g　だし汁 さやいんげん 20g　塩 0.3g　にんじん 5g				
E 93kcal	P 8.1g	F 5.0g	K 88mg	Ca 113mg
Fe 1.2mg	VE 0.4mg	VC 1mg	DF 0.9g	NaCl 1.0g

e えびときゅうりの三杯酢

きゅうり	30g	塩	0.2g	えのきたけ	10g	酒	1g
しばえび	5g	酒	0.5g	砂糖	0.7g	塩	0.3g
しょうゆ	0.5g	酢	3g				

E 16kcal	P 1.6g	F 0.1g	K 110mg	Ca 11mg
Fe 0.3mg	VE 0.2mg	VC 4mg	DF 0.7g	NaCl 0.6g

f しらすのおろし和え

大根 60g	しらす干し 10g	しょうゆ 5g

E 35kcal	P 4.7g	F 0.4g	K 207mg	Ca 68mg
Fe 0.3mg	VE 0.2mg	VC 7mg	DF 0.8g	NaCl 1.4g

つくり方

c 豚ロースのオニオン焼き ❶しょうゆ，こしょう，おろしにんにく，レモン果汁を混ぜ合わせ，豚肉を30分つけ込む。▶❷たまねぎはスライスし，❶と一緒につけ込む。▶❸フライパンに油を熱し，❶を焼く。火が通ってきたらフライパンの端によせ，❷を焼く。▶❹たまねぎに火が通ったら，器に豚肉を盛り付け，その上にたまねぎをのせる。

d 高野豆腐の炊き合わせ ❶高野豆腐は水でもどし，適当な大きさに切る。▶❷にんじんは3cm長の拍子木切り，さやいんげんは3cmの長さにそろえて切る。▶❸鍋にだし汁，砂糖，しょうゆを入れて煮立たせ，❶を加えて味を含ませる。▶❹❷は色よくゆで，塩をふりかける。▶❺器に❸と❹を盛り付ける。

e えびときゅうりの三杯酢 ❶きゅうりは短冊切りにして塩をふりかけ，しんなりさせる。▶❷えのきたけは適当な長さに切り，酒蒸しにする。▶❸しばえびは酒蒸しにする。▶❹砂糖，塩，酢，しょうゆを混ぜ合わせ，❶，❷，❸と和える。

f しらすのおろし和え ❶大根おろしとしらす干しを盛り付け，しょうゆをかける。

total

E 648kcal	P 32.8g	F 21.0g	K 836mg	Ca 218mg
Fe 3.4mg	VE 1.1mg	VC 19mg	DF 4.6g	NaCl 5.2g

| 肉焼 | 豚ロース |

刻み昆布と
さつま揚げの煮付け

豚肉のみりんしょうゆ焼き

キャベツとさけ缶の
甘辛煮

にらともやしの
酢みそ和え

米 飯　　みそ汁

a 米 飯

| 米　80g |

| *E* 285kcal | *P* 4.9g | *F* 0.7g | *K* 70mg | *Ca* 4mg |
| *Fe* 0.6mg | *VE* 0.1mg | *VC* 0mg | *DF* 0.4g | *NaCl* 0.0g |

b みそ汁

| みそ　10g　　えのきたけ　15g　　油揚げ　5g |

| *E* 42kcal | *P* 2.6g | *F* 2.3g | *K* 92mg | *Ca* 25mg |
| *Fe* 0.8mg | *VE* 0.1mg | *VC* 0mg | *DF* 1.1g | *NaCl* 1.2g |

c 豚肉のみりんしょうゆ焼き

| 豚ロース肉(皮下脂肪なし)　60g　　みりん　2g　　しょうゆ　6g　　酒　2g　　油　1g　　きゅうり　30g　　金山寺みそ　10g |

| *E* 180kcal | *P* 13.8g | *F* 9.5g | *K* 307mg | *Ca* 15mg |
| *Fe* 0.5mg | *VE* 0.4mg | *VC* 5mg | *DF* 0.7g | *NaCl* 1.4g |

d キャベツとさけ缶の甘辛煮

| キャベツ　70g　　さけ（水煮缶詰）　20g　　しょうゆ　6g　　みりん　2g　　だし汁 |

| *E* 56kcal | *P* 5.5g | *F* 1.6g | *K* 224mg | *Ca* 54mg |
| *Fe* 0.6mg | *VE* 0.2mg | *VC* 29mg | *DF* 1.3g | *NaCl* 1.1g |

e 刻み昆布とさつま揚げの煮付け

| 刻み昆布 | 10g | さつま揚げ | 10g | しょうゆ | 3g | 酒 | 2g |
| 砂糖 | 1g | 七味 | 0.1g | だし汁 | | | |

| E 33kcal | P 2.0g | F 0.4g | K 841mg | Ca 101mg |
| Fe 1.0mg | VE 0.1mg | VC 0mg | DF 3.9g | NaCl 1.7g |

f にらともやしの酢みそ和え

| にら | 10g | もやし | 30g | 酢 | 1.5g | みそ | 3g | 砂糖 | 1g |
| 練りからし | 0.1g | だし汁 | | | | | | | |

| E 17kcal | P 1.2g | F 0.2g | K 84mg | Ca 12mg |
| Fe 0.3mg | VE 0.3mg | VC 5mg | DF 0.8g | NaCl 0.4g |

つくり方

c 豚肉のみりんしょうゆ焼き ❶しょうゆ，みりん，酒を混ぜ合わせ，豚肉を30分つけ込み下味をつける。▶❷フライパンに油を熱し，❶を焼き上げる。▶❸器に❷を盛り付け，食べやすい大きさに切ったきゅうりと金山寺みそを添える。

d キャベツとさけ缶の甘辛煮 ❶さけ缶は中骨を取り除き，軽くほぐす。汁はとっておく。▶❷キャベツは適当な大きさに切る。▶❸鍋にしょうゆ，みりん，だし汁を入れて❷を加え，蒸し煮にする。▶❹キャベツがしんなりしてきたら，❶を汁ごと加え，汁味がなじむまで煮る。

e 刻み昆布とさつま揚げの煮付け ❶さつま揚げは食べやすい大きさに切り，熱湯をかける。▶❷刻み昆布は水につけ，軽くもどす。▶❸鍋にだし汁を入れて沸騰させ，❷を加えやわらかくなるまで煮る。▶❹刻み昆布がやわらかくなったら，砂糖，しょうゆ，酒，❶を加え，味をなじませる。▶❺器に❹を盛り付け，七味をふりかける。

f にらともやしの酢みそ和え ❶にらともやしはゆでる。▶❷みそ，砂糖，酢，練りからし，だし汁を混ぜ合わせ，酢みそをつくり，❶と和える。

total

| E 613kcal | P 30.0g | F 14.7g | K 1,617mg | Ca 212mg |
| Fe 3.8mg | VE 1.2mg | VC 39mg | DF 8.2g | NaCl 5.8g |

肉焼 / 豚かたロース

- かぶのサラダ
- 豚肉のソース焼き
- 茶碗蒸し
- なすのしょうが和え
- 米 飯
- みそ汁

a 米 飯

| 米 80g |

| E 285kcal | P 4.9g | F 0.7g | K 70mg | Ca 4mg |
| Fe 0.6mg | VE 0.1mg | VC 0mg | DF 0.4g | NaCl 0.0g |

b みそ汁

| みそ 10g | かいわれ大根 3g | 焼きふ 1g |

| E 24kcal | P 1.6g | F 0.6g | K 42mg | Ca 12mg |
| Fe 0.4mg | VE 0.1mg | VC 1mg | DF 0.6g | NaCl 1.2g |

c 豚肉のソース焼き

| 豚かたロース肉（脂身つき） 60g　　ウスターソース 10g |
| 中濃ソース 3g　　しょうが 0.5g　　油 2g |

| E 188kcal | P 10.7g | F 13.6g | K 213mg | Ca 10mg |
| Fe 0.6mg | VE 0.5mg | VC 1mg | DF 0.1g | NaCl 1.1g |

d 茶碗蒸し

| 卵 40g　　だし汁 90g　　塩 0.8g　　しょうゆ 1g |
| ブラックタイガー 10g　　酒 1g　　しいたけ 5g　　みつば 3g |

| E 75kcal | P 7.5g | F 4.3g | K 136mg | Ca 30mg |
| Fe 0.8mg | VE 0.6mg | VC 1mg | DF 0.3g | NaCl 1.2g |

e かぶのサラダ

かぶ 50g	かぶの葉（ゆで） 5g	たまねぎ 5g
塩 0.3g	油 1g 酢 4g	こしょう 砂糖 0.3g

E 25kcal	*P* 0.5g	*F* 1.1g	*K* 157mg	*Ca* 23mg
Fe 0.2mg	*VE* 0.3mg	*VC* 12mg	*DF* 1.0g	*NaCl* 0.3g

f なすのしょうが和え

なす 60g	しょうが 0.5g	しょうゆ 3g

E 15kcal	*P* 0.9g	*F* 0.1g	*K* 145mg	*Ca* 12mg
Fe 0.2mg	*VE* 0.2mg	*VC* 2mg	*DF* 1.3g	*NaCl* 0.4g

つくり方

c 豚肉のソース焼き ❶ウスターソース，中濃ソース，おろししょうがを混ぜ合わせ，豚肉を30分つけ込む。▶ ❷フライパンに油を熱し，❶を焼き上げる。

d 茶碗蒸し ❶ブラックタイガーは軽く酒蒸しにする。▶ ❷しいたけは細切り，みつばは食べやすい長さに切る。▶ ❸卵にだし汁を加え，塩，しょうゆで味付けをし，一度こす。▶ ❹器に❶，❷，❸を入れ，蒸し器で蒸し上げる。

e かぶのサラダ ❶かぶは薄めのいちょう切りにし，葉はゆでて食べやすい長さに切り，たまねぎは薄めにスライスして塩をふりかけしんなりさせる。▶ ❷砂糖，酢，油，こしょうを混ぜ合わせ，❶と和える。

f なすのしょうが和え ❶なすはゆでて食べやすい大きさに切る。▶ ❷器に❶を盛り付け，しょうがじょうゆをかける。

total

E 611kcal	*P* 26.1g	*F* 20.3g	*K* 764mg	*Ca* 91mg
Fe 3.0mg	*VE* 1.7mg	*VC* 17mg	*DF* 3.7g	*NaCl* 4.3g

肉焼 / 豚もも

さつまいもの甘煮
和風ポークソテー（にんじんのグラッセ添え）
さけと大根の旨煮
米飯
みそ汁
フルーツ

a 米飯

| 米　80g |

| E 285kcal | P 4.9g | F 0.7g | K 70mg | Ca 4mg |
| Fe 0.6mg | VE 0.1mg | VC 0mg | DF 0.4g | NaCl 0.0g |

b みそ汁

| みそ　10g　　しいたけ　10g　　みつば　3g |

| E 22kcal | P 1.6g | F 0.6g | K 85mg | Ca 11mg |
| Fe 0.4mg | VE 0.1mg | VC 1mg | DF 0.9g | NaCl 1.2g |

c 和風ポークソテー（にんじんのグラッセ添え）

| 豚もも肉（皮下脂肪なし）　60g　　酒　1g　　しょうゆ　5g
しょうが　0.5g　　小麦粉　6g　　油　2g　　にんじん　20g
砂糖　1g　　バター　0.2g |

| E 156kcal | P 13.8g | F 7.0g | K 300mg | Ca 11mg |
| Fe 0.5mg | VE 0.6mg | VC 1mg | DF 0.7g | NaCl 0.8g |

d さけと大根の旨煮

| 生さけ　35g　　酒　1g　　塩　0.1g　　大根　75g
みりん　2g　　みそ　4g　　しょうゆ　3g　　だし汁
さやいんげん（ゆで）　5g |

| E 79kcal | P 9.1g | F 1.9g | K 346mg | Ca 29mg |
| Fe 0.5mg | VE 0.5mg | VC 9mg | DF 1.4g | NaCl 1.1g |

e さつまいもの甘煮

さつまいも 55g　　砂糖 2g				
E 80kcal	*P* 0.7g	*F* 0.1g	*K* 259mg	*Ca* 22mg
Fe 0.4mg	*VE* 0.9mg	*VC* 16mg	*DF* 1.3g	*NaCl* 0.0g

f フルーツ

オレンジ 60g				
E 23kcal	*P* 0.6g	*F* 0.1g	*K* 84mg	*Ca* 13mg
Fe 0.2mg	*VE* 0.2mg	*VC* 24mg	*DF* 0.5g	*NaCl* 0.0g

つくり方

c 和風ポークソテー（にんじんのグラッセ添え）　❶酒，しょうゆ，おろししょうがを混ぜ合わせ，豚肉を30分つけ込む。▶❷にんじんは食べやすい大きさに切り，砂糖，バターで煮付け，グラッセをつくる。▶❸ ❶の肉に小麦粉をまぶし，油を熱したフライパンで焼き上げる。▶❹器に❸を盛り付け，❷を添える。

d さけと大根の旨煮　❶さけは，酒と塩をふりかけ金網で焼く。▶❷大根は半月切りにし，だし汁，しょうゆ，みりん，みそで煮る。▶❸ ❷が煮えてきたら❶を加え，味をなじませる。▶❹器に❸を盛り付け，ゆでたさやいんげんを添える。

e さつまいもの甘煮　❶さつまいもは食べやすい大きさに切り，やわらかくなるまでゆで，砂糖を加えて煮含める。

total

E 645kcal	*P* 30.6g	*F* 10.4g	*K* 1,145mg	*Ca* 90mg
Fe 2.6mg	*VE* 2.3mg	*VC* 52mg	*DF* 5.1g	*NaCl* 3.1g

| 肉焼 | 豚ヒレ |

ごぼうとこんにゃくの炒り煮
さやいんげんとかにかまぼこの梅和え
豚肉のマスタード焼き
ポテトサラダ
米 飯
みそ汁

a 米 飯

米　80g				
E 285kcal	P 4.9g	F 0.7g	K 70mg	Ca 4mg
Fe 0.6mg	VE 0.1mg	VC 0mg	DF 0.4g	$NaCl$ 0.0g

b みそ汁

みそ　10g	ほうれんそう　10g	たまねぎ　10g		
E 25kcal	P 1.6g	F 0.7g	K 122mg	Ca 17mg
Fe 0.6mg	VE 0.3mg	VC 4mg	DF 0.9g	$NaCl$ 1.2g

c 豚肉のマスタード焼き

豚ヒレ肉　60g　　しょうゆ　6g　　みりん　2g　　酒　2g 練りからし　1g　　きゅうり　30g　　金山寺みそ　10g				
E 111kcal	P 15.1g	F 1.5g	K 345mg	Ca 16mg
Fe 1.1mg	VE 0.3mg	VC 5mg	DF 0.7g	$NaCl$ 1.5g

d さやいんげんとかにかまぼこの梅和え

さやいんげん（ゆで）　50g　　かに風味かまぼこ　20g 梅びしお　8g				
E 47kcal	P 3.4g	F 0.2g	K 165mg	Ca 55mg
Fe 1.0mg	VE 0.3mg	VC 3mg	DF 1.4g	$NaCl$ 1.1g

e ごぼうとこんにゃくの炒り煮

ごぼう 30g	こんにゃく 20g	だし汁	しょうゆ 3g
酒 1g	砂糖 0.5g	みりん 1g	油 1g
かつお節 0.5g			

| E 39kcal | P 1.2g | F 1.0g | K 119mg | Ca 23mg |
| Fe 0.4mg | VE 0.3mg | VC 1mg | DF 2.2g | NaCl 0.4g |

f ポテトサラダ

| じゃがいも 50g | きゅうり 10g | たまねぎ 10g |
| にんじん 10g | マヨネーズ 8g | 塩 0.2g | こしょう |

| E 101kcal | P 1.3g | F 5.9g | K 270mg | Ca 11mg |
| Fe 0.3mg | VE 0.9mg | VC 20mg | DF 1.2g | NaCl 0.4g |

つくり方

c 豚肉のマスタード焼き ❶しょうゆ，みりん，酒を混ぜ合わせ，豚肉を30分つけ込む。▶❷❶を金網で焼き，八分くらい火が通ったらからしをぬり，さらに焼く。❸器に❷を盛り付け，食べやすい大きさに切ったきゅうりと金山寺みそを添える。

d さやいんげんとかにかまぼこの梅和え ❶さやいんげんはゆで，食べやすい長さに切る。▶❷かにかまぼこはほぐす。▶❸❶と❷を合わせ，梅びしおで和える。

e ごぼうとこんにゃくの炒り煮 ❶ごぼうとこんにゃくは乱切りにし，こんにゃくは熱湯で下ゆでする。▶❷鍋に油を熱し，ごぼうを炒める。▶❸ごぼうの表面に油が回ったらこんにゃくを加え，こんにゃくの表面に油が回ったらだし汁を加え，砂糖，酒，みりん，しょうゆを加えさらに煮る。▶❹汁気がなくなってきたら火を止め，かつお節を加える。

f ポテトサラダ ❶じゃがいもは，皮付きのままやわらかくなるまでゆでてから皮をむき，熱いうちにつぶす。▶❷にんじんはいちょう切りにし，ゆでる。▶❸きゅうりは輪切りに，たまねぎは薄めにスライスし，塩をふりかけしんなりさせる。▶❹❶のあら熱がとれたら，❷と水気をしぼった❸を加えてマヨネーズで和え，こしょうで味を調える。

total

| E 608kcal | P 27.4g | F 10.0g | K 1,092mg | Ca 126mg |
| Fe 4.0mg | VE 2.1mg | VC 33mg | DF 6.7g | NaCl 4.7g |

肉焼 / 豚ヒレ

- もやしとわかめのナムル
- かぼちゃのサラダ
- 豚ヒレのねぎみそ焼き
- 米 飯
- みそ汁
- ひじきの煮付け

a 米 飯

| 米　80g |

| *E* 285kcal | *P* 4.9g | *F* 0.7g | *K* 70mg | *Ca* 4mg |
| *Fe* 0.6mg | *VE* 0.1mg | *VC* 0mg | *DF* 0.4g | *NaCl* 0.0g |

b みそ汁

| みそ　10g　　大根　20g　　油揚げ　5g |

| *E* 42kcal | *P* 2.3g | *F* 2.3g | *K* 87mg | *Ca* 30mg |
| *Fe* 0.7mg | *VE* 0.1mg | *VC* 2mg | *DF* 0.8g | *NaCl* 1.2g |

c 豚肉のねぎみそ焼き

| 豚ヒレ肉　60g　　ねぎ　5g　　みそ　7g　　酒　0.5g
オイスターソース　1g　　油　1g |

| *E* 93kcal | *P* 14.6g | *F* 2.4g | *K* 278mg | *Ca* 11mg |
| *Fe* 1.0mg | *VE* 0.4mg | *VC* 1mg | *DF* 0.5g | *NaCl* 1.0g |

d かぼちゃのサラダ

| かぼちゃ　60g　　たまねぎ　10g　　ロースハム　10g
マヨネーズ　8g　　サラダ菜　1g |

| *E* 132kcal | *P* 3.1g | *F* 7.4g | *K* 317mg | *Ca* 15mg |
| *Fe* 0.5mg | *VE* 3.8mg | *VC* 32mg | *DF* 2.3g | *NaCl* 0.4g |

e もやしとわかめのナムル

もやし 50g	しょうが 1g	ごま油 1g	しょうゆ 3g
カットわかめ（乾） 0.5g			

E 20kcal	P 1.3g	F 1.0g	K 52mg	Ca 13mg
Fe 0.3mg	VE 0.1mg	VC 6mg	DF 0.9g	NaCl 0.6g

f ひじきの煮付け

干しひじき 5g	にんじん 5g	ちくわ 2g	油 0.5g
砂糖 0.5g	しょうゆ 3g		

E 20kcal	P 1.1g	F 0.6g	K 248mg	Ca 73mg
Fe 2.8mg	VE 0.2mg	VC 0mg	DF 2.3g	NaCl 0.7g

つくり方

c 豚肉のねぎみそ焼き ❶ねぎはみじん切りにし，みそ，酒，オイスターソースと混ぜ合わせ，ひと口大に切った豚肉にぬり，30分くらいおく。▶❷フライパンに油を熱し，❶を焼き上げる。

d かぼちゃのサラダ ❶たまねぎは薄めにスライスし，ロースハムは1cmくらいのさいの目切りにする。▶❷かぼちゃは種を取り，適当な大きさに切ってラップをかけ，電子レンジでやわらかくなるまで加熱する。▶❸❷を熱いうちにつぶし，あら熱がとれたら❶を加えてマヨネーズで味をつける。▶❹器にサラダ菜をしき，❸を盛り付ける。

e もやしとわかめのナムル ❶もやしはゆでる。カットわかめは水でもどす。▶❷おろししょうが，ごま油，しょうゆを合わせ，❶と和える。

f ひじきの煮付け ❶干しひじきは水でもどす。にんじんとちくわは細く切る。▶❷鍋に油を熱し，にんじんを炒める。にんじんに油が回ったら，ちくわとひじきを加えてさらに炒める。▶❸にんじんに火が通ったら，砂糖としょうゆで味をつけ，煮汁がなくなるまで炒める。

total

E 591kcal	P 27.3g	F 14.4g	K 1,052mg	Ca 145mg
Fe 5.9mg	VE 4.5mg	VC 41mg	DF 7.2g	NaCl 3.9g

肉焼

肉焼 | 豚ひき肉

- ゆでじゃがいも
- グリーンサラダ
- 和風ハンバーグ
- 米 飯
- コンソメスープ
- 枝豆

a 米 飯

| 米　80g |

E 285kcal	*P* 4.9g	*F* 0.7g	*K* 70mg	*Ca* 4mg
Fe 0.6mg	*VE* 0.1mg	*VC* 0mg	*DF* 0.4g	*NaCl* 0.0g

b コンソメスープ

| コンソメ　0.5g　　塩　1g　　こしょう　　たまねぎ　20g
ブロッコリー（ゆで）　10g |

E 12kcal	*P* 0.6g	*F* 0.1g	*K* 50mg	*Ca* 8mg
Fe 0.1mg	*VE* 0.2mg	*VC* 7mg	*DF* 0.7g	*NaCl* 1.2g

c 和風ハンバーグ

| 豚ひき肉　60g　　木綿豆腐　20g　　ねぎ　20g　　パン粉　2g
牛乳　10g　　油　1g　　ししとうがらし　10g　　酒　1g
砂糖　1g　　しょうゆ　7g　　片栗粉　2g　　大根　30g |

E 201kcal	*P* 14.1g	*F* 11.5g	*K* 399mg	*Ca* 56mg
Fe 1.2mg	*VE* 0.6mg	*VC* 13mg	*DF* 1.4g	*NaCl* 1.1g

d グリーンサラダ

| レタス　20g　　きゅうり　5g　　コーン（粒缶詰）　10g
塩　0.5g　　しょうゆ　2g　　みりん　2g　　酢　4g |

E 19kcal	*P* 0.6g	*F* 0.1g	*K* 72mg	*Ca* 6mg
Fe 0.1mg	*VE* 0.1mg	*VC* 2mg	*DF* 0.6g	*NaCl* 0.8g

e ゆでじゃがいも

じゃがいも 40g	エリンギ 10g	塩 0.5g		
E 33kcal	*P* 1.0g	*F* 0.1g	*K* 211mg	*Ca* 1mg
Fe 0.2mg	*VE* 0.0mg	*VC* 14mg	*DF* 1.0g	*NaCl* 0.5g

f 枝豆

枝豆（ゆで） 30g				
E 40kcal	*P* 3.5g	*F* 1.8g	*K* 147mg	*Ca* 23mg
Fe 0.8mg	*VE* 0.2mg	*VC* 5mg	*DF* 1.4g	*NaCl* 0.0g

つくり方

c **和風ハンバーグ** ❶ねぎはみじん切りにし，豆腐は水気を切っておく。パン粉は牛乳に浸しておく。▶❷豚ひき肉と❶を合わせ，粘り気が出るまでしっかり練る。▶❸フライパンに油を熱し，❷を焼き上げる。フライパンの空いているところにししとうを入れて，一緒に焼く。▶❹鍋に大根おろしを入れ，しょうゆ，砂糖，酒を加え火にかける。▶❺沸騰してきたら水溶き片栗粉でとろみをつける。▶❻器にハンバーグを盛り付け和風ソースをかけ，ししとうを添える。

d **グリーンサラダ** ❶レタスはひと口大にちぎる。きゅうりは輪切りにし，レタスと合わせる。▶❷みりんは一度加熱をし，冷めたら塩，酢，しょうゆと合わせる。▶❸器に❶とコーンを盛り付け，❷をかける。

e **ゆでじゃがいも** ❶じゃがいもは皮をむいて食べやすい大きさに切り，ゆでる。▶❷エリンギは食べやすい大きさに切り，ゆでる。▶❸器に❶と❷を盛り付け，上から軽く塩をふる。

total

E 589kcal	*P* 24.6g	*F* 14.3g	*K* 949mg	*Ca* 98mg
Fe 3.0mg	*VE* 1.1mg	*VC* 40mg	*DF* 5.4g	*NaCl* 3.6g

| 肉焼 | 豚ひき肉 |

- ピーマンの肉詰め
- 五目和え
- あさりの卵とじ
- 米 飯
- みそ汁
- 白菜のゆず風味漬け

a 米 飯

米 80g				
E 285kcal	*P* 4.9g	*F* 0.7g	*K* 70mg	*Ca* 4mg
Fe 0.6mg	*VE* 0.1mg	*VC* 0mg	*DF* 0.4g	*NaCl* 0g

b みそ汁

みそ 10g	ほうれんそう（ゆで） 20g			
E 24kcal	*P* 1.8g	*F* 0.7g	*K* 136mg	*Ca* 24mg
Fe 0.6mg	*VE* 0.6mg	*VC* 4mg	*DF* 1.2g	*NaCl* 1.2g

c ピーマンの肉詰め

ピーマン 30g　片栗粉 2g　豚ひき肉 45g　塩 0.3g
こしょう　パン粉 2g　卵 5g　たまねぎ 20g
油 0.5g　ウスターソース 2g　ケチャップ 3g

E 146kcal	*P* 9.8g	*F* 8.0g	*K* 255mg	*Ca* 15mg
Fe 0.8mg	*VE* 0.6mg	*VC* 26mg	*DF* 1.2g	*NaCl* 0.7g

d 五目和え

キャベツ 50g　えのきたけ 10g　コーン（粒缶詰） 10g
にんじん 10g　さやえんどう（ゆで） 5g　しょうゆ 5g
しょうが 0.5g

E 31kcal	*P* 1.8g	*F* 0.2g	*K* 204mg	*Ca* 28mg
Fe 0.4mg	*VE* 0.1mg	*VC* 23mg	*DF* 2.1g	*NaCl* 0.8g

e あさりの卵とじ

| 卵 40g | あさり（水煮缶詰） 10g | 油 0.5g |
| しょうゆ 3g | みりん 1g | |

| E 81kcal | P 7.2g | F 4.8g | K 65mg | Ca 32mg |
| Fe 4.6mg | VE 0.7mg | VC 0mg | DF 0.0g | $NaCl$ 0.7g |

f 白菜のゆず風味漬け

| 白菜 20g | ゆず（果皮） 0.1g | 塩 0.3g |

| E 3kcal | P 0.2g | F 0.0g | K 44mg | Ca 9mg |
| Fe 0.1mg | VE 0.0mg | VC 4mg | DF 0.3g | $NaCl$ 0.3g |

つくり方

c ピーマンの肉詰め ❶ピーマンはたて半分に切り種を除き，片栗粉をはたいておく。たまねぎはみじん切りにする。▶❷豚ひき肉，パン粉，卵，❶のたまねぎ，塩，こしょうを合わせ，粘り気が出るまでよく練る。▶❸❶のピーマンに❷を詰め，フライパンに油をひき焼き上げる。▶❹焼き上げたフライパンの中の肉汁に，ウスターソースとケチャップを加えソースをつくり，盛り付けた❸にかける。

d 五目和え ❶キャベツ，にんじんは短冊切り，えのきたけは長さを半分にしてそれぞれゆでる。▶❷さやえんどうは，ゆでて斜め半分に切る。▶❸おろししょうが，しょうゆを混ぜ合わせ，❶，❷，コーンを加え和える。

e あさりの卵とじ ❶鍋に油を熱し，あさりを軽く炒め，しょうゆとみりんで味をつける。▶❷❶にほぐした卵を加え，卵とじにする。

f 白菜のゆず風味漬け ❶白菜は細切りにし，塩をふりかけ軽くなじませる。▶❷白菜から水が出てきたら軽く絞り，細切りにしたゆずの皮と合わせる。

total

| E 569kcal | P 25.6g | F 14.5g | K 774mg | Ca 112mg |
| Fe 7.1mg | VE 2.2mg | VC 57mg | DF 5.1g | $NaCl$ 3.7g |

肉焼 豚かたロース

- 野菜サラダ
- ローストポーク
- かぶのえびあんかけ
- 米飯
- みそ汁
- フルーツ

a 米　飯

米　80g				
E 285kcal	*P* 4.9g	*F* 0.7g	*K* 70mg	*Ca* 4mg
Fe 0.6mg	*VE* 0.1mg	*VC* 0mg	*DF* 0.4g	*NaCl* 0g

b みそ汁

みそ　10g　　さやえんどう（ゆで）　5g　　焼きふ　1g				
E 25kcal	*P* 1.7g	*F* 0.6g	*K* 47mg	*Ca* 12mg
Fe 0.5mg	*VE* 0.1mg	*VC* 2mg	*DF* 0.7g	*NaCl* 1.2g

c ローストポーク

豚かたロース肉（皮下脂肪なし）　60g　　塩　0.2g　　こしょう 砂糖　0.5g　　しょうゆ　7g　　たまねぎ　10g　　にんじん　3g しょうが　2g　　にんにく　0.5g　　白ワイン　2g ケチャップ　1g　　油　1g　　オイスターソース　0.5g じゃがいも　40g　　塩　0.3g　　こしょう　　キャベツ　15g				
E 196kcal	*P* 12.7g	*F* 10.5g	*K* 459mg	*Ca* 16mg
Fe 0.8mg	*VE* 0.4mg	*VC* 22mg	*DF* 1.1g	*NaCl* 1.7g

d 野菜サラダ

レタス　30g　　きゅうり　20g　　トマト　50g マヨネーズ　10g　　ケチャップ　0.5g				
E 83kcal	*P* 1.0g	*F* 7.3g	*K* 210mg	*Ca* 17mg
Fe 0.3mg	*VE* 1.6mg	*VC* 12mg	*DF* 1.1g	*NaCl* 0.2g

e かぶのえびあんかけ

| かぶ 60g | しばえび 10g | 酒 1g | だし汁 |
| しょうゆ 4g | みりん 1g | 片栗粉 0.5g | |

| *E* 28kcal | *P* 2.6g | *F* 0.1g | *K* 210mg | *Ca* 21mg |
| *Fe* 0.4mg | *VE* 0.2mg | *VC* 12mg | *DF* 0.9g | *NaCl* 0.6g |

f フルーツ

| キウイフルーツ 40g |

| *E* 21kcal | *P* 0.4g | *F* 0.0g | *K* 116mg | *Ca* 13mg |
| *Fe* 0.1mg | *VE* 0.5mg | *VC* 28mg | *DF* 1.0g | *NaCl* 0.0g |

つくり方

c ローストポーク ❶豚肉は塊を用意しタコ糸でしばり，塩，こしょうをふる。▶❷たまねぎとにんじんはみじん切りにし，しょうがとにんにくはすりおろす。▶❸❷と砂糖，しょうゆ，ケチャップ，オイスターソースを合わせ，❶を1時間つけ込む。▶❹オーブンを200℃に予熱しておく。▶❺フライパンに油を熱し，❸の肉の表面に焦げ目をつけ，白ワインをふりかける。▶❻❺をアルミホイルでくるみ，鉄板にのせオーブンで30〜40分焼く。▶❼じゃがいもは皮をむき，適当な大きさに切ってゆで，塩，こしょうをふる。▶❽キャベツは千切りにする。▶❾焼き上がった❻の肉汁を鍋に入れ，煮つめる。▶❿器に❼，❽，薄く切った❻を盛り付け，上から❾をかける。

d 野菜サラダ ❶レタスはひと口大にちぎり，きゅうりは斜めに薄く切る。トマトはくし形に切る。▶❷マヨネーズとケチャップを混ぜ合わせる。▶❸器に❶を盛り付け，❷をかける。

e かぶのえびあんかけ ❶かぶはくし形に切る。▶❷えびは背わたをとり，酒をふりかけ軽く蒸す。▶❸鍋にだし汁，しょうゆ，みりんを入れて火にかけ，❶を入れて煮る。▶❹かぶがやわらかくなったら取り出し，❷を加え，水溶き片栗粉でとろみをつける。▶❺器にかぶを盛り，上から❹をかける。

total

| *E* 638kcal | *P* 23.3g | *F* 19.4g | *K* 1,112mg | *Ca* 84mg |
| *Fe* 2.7mg | *VE* 2.8mg | *VC* 75mg | *DF* 5.2g | *NaCl* 3.8g |

肉焼

肉焼 / 鶏もも

- ごぼうの土佐煮
- 鶏肉の照り焼き
- 炒り卵
- れんこんの梅和え
- 米 飯
- みそ汁

a 米 飯

米 80g				
E 285kcal	P 4.9g	F 0.7g	K 70mg	Ca 4mg
Fe 0.6mg	VE 0.1mg	VC 0mg	DF 0.4g	NaCl 0.0g

b みそ汁

みそ 10g	大根 20g	大根の葉（ゆで） 3g		
E 24kcal	P 1.4g	F 0.6g	K 89mg	Ca 21mg
Fe 0.5mg	VE 0.2mg	VC 3mg	DF 0.9g	NaCl 1.2g

c 鶏肉の照り焼き

鶏もも肉(皮なし) 60g	しょうゆ 4g	みりん 2g	酒 1g	
油 1g	ねぎ 20g	塩 0.3g	しょうが(酢漬け) 10g	
E 95kcal	P 11.7g	F 3.4g	K 258mg	Ca 17mg
Fe 0.6mg	VE 0.3mg	VC 5mg	DF 0.7g	NaCl 1.7g

d 炒り卵

しらす干し 3g	さくらえび(素干し) 1g	こまつ菜 30g		
しいたけ 10g	たまねぎ 20g	卵 50g	油 2g	
しょうゆ 3g	塩 0.3g	こしょう		
E 119kcal	P 9.2g	F 7.4g	K 312mg	Ca 118mg
Fe 1.9mg	VE 1.2mg	VC 14mg	DF 1.2g	NaCl 1.2g

e ごぼうの土佐煮

| ごぼう 30g | しょうゆ 3g | みりん 1g | だし汁 |
| 油 0.5g | かつお節 | | |

| *E* 29kcal | *P* 0.8g | *F* 0.5g | *K* 108mg | *Ca* 15mg |
| *Fe* 0.3mg | *VE* 0.2mg | *VC* 1mg | *DF* 1.7g | *NaCl* 0.4g |

f れんこんの梅和え

| れんこん 30g | 梅びしお 3g | 酢 1g |

| *E* 26kcal | *P* 0.6g | *F* 0.0g | *K* 138mg | *Ca* 7mg |
| *Fe* 0.4mg | *VE* 0.2mg | *VC* 14mg | *DF* 0.6g | *NaCl* 0.3g |

つくり方

c 鶏肉の照り焼き ❶しょうゆ，みりん，酒を合わせ，鶏肉をつけ込む。▶❷フライパンに油を熱し，❶を焼く。▶❸ねぎは2～3cmの長さに切り，金網で焼き焦げ目をつけ，塩をふる。▶❹器にひと口大に切った❷を盛り付け，❸と酢漬けのしょうがを添える。

d 炒り卵 ❶こまつ菜はゆでて食べやすい長さに切る。▶❷卵を軽くほぐし，しらす干し，さくらえび，❶を加える。▶❸しいたけは石づきを取り細く切る。たまねぎはスライスする。▶❹フライパンに油を熱し，たまねぎを炒める。しんなりしてきたら，しいたけも加えてさらに炒める。▶❺❹にしょうゆ，塩，こしょうで味をつけ，❷を加え大きく混ぜ合わせ，炒り卵をつくる。

e ごぼうの土佐煮 ❶ごぼうは乱切りにする。▶❷鍋に油を熱し，❶を炒める。▶❸❷にだし汁を加え蒸し煮にし，ごぼうに火を通す。▶❹❸にしょうゆ，みりんで味をつけ，煮汁がなくなったらかつお節を散らす。

f れんこんの梅和え ❶れんこんはいちょう切りにして酢水にさらしたあと，ゆでる。▶❷❶を梅びしおで和える。

total

| *E* 577kcal | *P* 28.6g | *F* 12.7g | *K* 975mg | *Ca* 182mg |
| *Fe* 4.3mg | *VE* 2.2mg | *VC* 37mg | *DF* 5.5g | *NaCl* 4.8g |

肉焼 / 鶏もも

きゅうりと
かにかまぼこの
しょうが和え

鶏肉のチーズ焼き

おでん風

れんこんの
金平風

米 飯　　みそ汁

a 米 飯

| 米　80g |

| E 285kcal | P 4.9g | F 0.7g | K 70mg | Ca 4mg |
| Fe 0.6mg | VE 0.1mg | VC 0mg | DF 0.4g | NaCl 0.0g |

b みそ汁

| みそ　10g　　白菜　20g　　油揚げ　5g |

| E 41kcal | P 2.3g | F 2.3g | K 85mg | Ca 34mg |
| Fe 0.7mg | VE 0.2mg | VC 4mg | DF 0.8g | NaCl 1.2g |

c 鶏肉のチーズ焼き

| 鶏もも肉（皮なし）　60g　　しょうが　0.5g　　にんにく　0.1g
酒　1g　　しょうゆ　4g　　粉チーズ　2g　　油　1g
レモン　10g　　じゃがいも　40g　　塩　0.2g　　牛乳　10g |

| E 135kcal | P 13.5g | F 4.4g | K 416mg | Ca 49mg |
| Fe 0.7mg | VE 0.4mg | VC 27mg | DF 1.0g | NaCl 1.0g |

d おでん風

| 大根　60g　　こんにゃく　35g　　さつま揚げ　20g
うずら卵（水煮缶詰）　15g　　酒　1g　　みりん　2g
塩　0.3g　　しょうゆ　6g　　だし汁 |

| E 78kcal | P 5.0g | F 2.9g | K 190mg | Ca 50mg |
| Fe 0.9mg | VE 0.3mg | VC 7mg | DF 1.6g | NaCl 1.6g |

e きゅうりとかにかまぼこのしょうが和え

| きゅうり | 30g | 塩 | 0.2g | かに風味かまぼこ | 5g |
| しょうが | 0.5g | しょうゆ | 1g | | |

| E 10kcal | P 1.0g | F 0.1g | K 69mg | Ca 14mg |
| Fe 0.1mg | VE 0.1mg | VC 4mg | DF 0.3g | NaCl 0.5g |

f れんこんの金平風

| れんこん | 40g | 油 | 1g | 砂糖 | 0.5g | しょうゆ | 3g |
| だし汁 | | | | | | | |

| E 40kcal | P 1.0g | F 1.1g | K 191mg | Ca 9mg |
| Fe 0.3mg | VE 0.4mg | VC 19mg | DF 0.8g | NaCl 0.5g |

つくり方

c 鶏肉のチーズ焼き ❶おろししょうが，にんにく，酒，しょうゆを合わせ，鶏肉をつけ込む。▶ ❷フライパンに油を熱し，❶の両面を焼き，八分くらい火が通ったら片面に粉チーズをのせ焼き上げる。▶ ❸じゃがいもはゆでてつぶし，塩と牛乳を加えて練りあげ，マッシュポテトをつくる。▶ ❹器に❷を盛り付け，❸を飾り，くし形に切ったレモンを添える。

d おでん風 ❶大根，こんにゃく，さつま揚げは食べやすい大きさに切る。▶ ❷鍋に塩，しょうゆ，酒，みりんとだし汁を入れ，❶とうずらの卵を加え，材料に味がしみ込むまで煮る。

e きゅうりとかにかまぼこのしょうが和え ❶きゅうりは輪切りにし，塩でしんなりさせる。かにかまぼこは食べやすい長さに切り，割く。▶ ❷おろししょうがとしょうゆを合わせ，❶と和える。

f れんこんの金平風 ❶れんこんは太い部分を半月切りに，細い部分を輪切りにする。▶ ❷鍋に油を熱し，❶を炒める。しんなりしてきたらだし汁，砂糖，しょうゆを加え，火が通るまで煮る。

total

| E 589kcal | P 27.7g | F 11.5g | K 1,021mg | Ca 160mg |
| Fe 3.3mg | VE 1.5mg | VC 61mg | DF 5.0g | NaCl 4.8g |

肉焼 / 鶏もも

献立:
- 鶏肉の青じそ風味
- 変わり炒り豆腐
- なすの刺身風
- 米飯
- みそ汁
- 白菜としらすのソテー

a 米飯

米 80g				
E 285kcal	P 4.9g	F 0.7g	K 70mg	Ca 4mg
Fe 0.6mg	VE 0.1mg	VC 0mg	DF 0.4g	NaCl 0g

b みそ汁

みそ 10g	じゃがいも 20g	みつば 3g		
E 35kcal	P 1.6g	F 0.6g	K 139mg	Ca 11mg
Fe 0.5mg	VE 0.1mg	VC 7mg	DF 0.8g	NaCl 1.2g

c 鶏肉の青じそ風味

鶏もも肉(皮なし) 60g　酒 2g　しょうゆ 1g　大葉 1/2枚
塩 0.7g　こしょう　油 2g　さやいんげん(ゆで) 20g
バター 1g　塩 0.3g　こしょう　トマト 30g

E 110kcal	P 12.0g	F 5.2g	K 329mg	Ca 19mg
Fe 0.7mg	VE 0.7mg	VC 8mg	DF 0.9g	NaCl 1.3g

d 変わり炒り豆腐

木綿豆腐 75g　豚もも肉(皮下脂肪なし) 10g　もやし 30g
あさつき 5g　卵 10g　みりん 1g　塩 0.5g
しょうゆ 2g　油 2g　酒 1g　かつお節

E 115kcal	P 9.3g	F 7.0g	K 200mg	Ca 102mg
Fe 1.1mg	VE 0.6mg	VC 5mg	DF 0.9g	NaCl 0.8g

e なすの刺身風

なす 40g	練りわさび 0.5g	しょうゆ 3g		
E 12kcal	*P* 0.7g	*F* 0.1g	*K* 101mg	*Ca* 8mg
Fe 0.2mg	*VE* 0.1mg	*VC* 2mg	*DF* 0.9g	*NaCl* 0.5g

f 白菜としらすのソテー

白菜 50g	油 0.5g	しらす干し 3g	しょうゆ 1g	
塩 0.3g				
E 19kcal	*P* 1.7g	*F* 0.7g	*K* 129mg	*Ca* 38mg
Fe 0.2mg	*VE* 0.2mg	*VC* 10mg	*DF* 0.7g	*NaCl* 0.6g

つくり方

c **鶏肉の青じそ風味** ❶酒,しょうゆを合わせ,鶏肉をつけ込む。▶❷フライパンに油を熱し,❶を焼く。火が通ったら塩,こしょうで味をつけ,火を止めたあとで千切りにした大葉をからめる。▶❸ゆでたさやいんげんはバターと塩,こしょうで炒める。▶❹器に❷を盛り付け,❸とくし形に切ったトマトを添える。

d **変わり炒り豆腐** ❶豆腐は水気を切り,豚肉は5mm幅くらいの細切りにする。▶❷鍋に油を熱し,❶の豚肉を炒める。色が変わってきたらもやしを加え,しんなりするまでさらに炒める。▶❸❷に,❶の豆腐,みりん,塩,しょうゆ,酒を加え,豆腐の水分がなくなるまでさらに炒め,最後に溶き卵を加えひと混ぜする。▶❹器に❸を盛り付け,かつお節と刻んだあさつきを散らす。

e **なすの刺身風** ❶なすをゆで,食べやすい大きさに切って器に盛り付け,わさびじょうゆを添える。

f **白菜としらすのソテー** ❶白菜はひと口大に切っておく。▶❷フライパンに油を熱し,❶を炒める。しんなりしてきたら,しらす干し,塩,しょうゆを加え味を調える。

total

E 576kcal	*P* 30.1g	*F* 14.3g	*K* 969mg	*Ca* 182mg
Fe 3.3mg	*VE* 1.8mg	*VC* 31mg	*DF* 4.5g	*NaCl* 4.5g

肉焼 / 鶏もも

- キャベツとちくわのソテー
- 油揚げとほうれんそうの煮浸し
- 鶏肉のホワイトソースかけ
- 白菜ののり浸し
- 米飯
- みそ汁

a 米飯

米 80g				
E 285kcal	*P* 4.9g	*F* 0.7g	*K* 70mg	*Ca* 4mg
Fe 0.6mg	*VE* 0.1mg	*VC* 0mg	*DF* 0.4g	*NaCl* 0.0g

b みそ汁

みそ 10g　ねぎ 10g　焼きふ 2g				
E 30kcal	*P* 1.9g	*F* 0.7g	*K* 58mg	*Ca* 14mg
Fe 0.5mg	*VE* 0.1mg	*VC* 1mg	*DF* 0.8g	*NaCl* 1.2g

c 鶏肉のホワイトソースかけ

鶏もも肉（皮つき） 60g　塩 0.3g　しばえび 20g 酒 2g　たまねぎ 20g　バター 2g　小麦粉 1g 牛乳 20g　油 1g　塩 0.3g　こしょう ブロッコリー（ゆで） 30g　にんじん 20g				
E 203kcal	*P* 15.6g	*F* 12.0g	*K* 387mg	*Ca* 57mg
Fe 0.7mg	*VE* 1.3mg	*VC* 21mg	*DF* 2.0g	*NaCl* 0.9g

d 油揚げとほうれんそうの煮浸し

油揚げ 5g　ほうれんそう（ゆで） 50g　しょうゆ 4g みりん 2g　だし汁				
E 39kcal	*P* 2.5g	*F* 1.9g	*K* 263mg	*Ca* 51mg
Fe 0.7mg	*VE* 1.4mg	*VC* 10mg	*DF* 1.9g	*NaCl* 0.6g

肉焼

e キャベツとちくわのソテー

キャベツ 50g	ちくわ 10g	油 1g	塩 0.4g	こしょう
E 31kcal	*P* 2.3g	*F* 1.2g	*K* 110mg	*Ca* 24mg
Fe 0.2mg	*VE* 0.2mg	*VC* 21mg	*DF* 0.9g	*NaCl* 0.6g

f 白菜ののり浸し

白菜 50g	しょうゆ 5g	焼きのり 0.2g		
E 11kcal	*P* 0.9g	*F* 0.1g	*K* 134mg	*Ca* 24mg
Fe 0.3mg	*VE* 0.1mg	*VC* 10mg	*DF* 0.7g	*NaCl* 0.7g

つくり方

c 鶏肉のホワイトソースかけ ❶たまねぎはスライスする。▶ ❷えびは酒蒸しにする。▶ ❸鶏肉は塩，こしょうをふり，フライパンで焼き上げる。▶ ❹別のフライパンにバターを溶かし，❶を炒める。しんなりしてきたら小麦粉を加え，さらに炒める。▶ ❺❹に牛乳を加え，滑らかになったら塩，こしょうで味をつけ，❷を加える。▶ ❻器に❸を盛り付け，❺をかけ，ゆでたブロッコリーとにんじんを添える。

d 油揚げとほうれんそうの煮浸し ❶ほうれんそうはゆでて食べやすい長さに切り，軽く絞る。油揚げは食べやすい大きさに切り，油抜きをする。▶ ❷鍋にしょうゆ，みりん，だし汁を入れて火にかけ，❶を加え味をからめる。

e キャベツとちくわのソテー ❶キャベツとちくわは食べやすい大きさに切る。▶ ❷鍋に油をひき❶を炒め，塩，こしょうで味をつける。

f 白菜ののり浸し ❶白菜はゆでて食べやすい大きさに切る。▶ ❷器に❶を盛り，しょうゆをかけ，適当にちぎった焼きのりを散らす。

total

E 599kcal	*P* 28.0g	*F* 16.6g	*K* 1,024mg	*Ca* 173mg
Fe 3.0mg	*VE* 3.1mg	*VC* 62mg	*DF* 6.7g	*NaCl* 4.0g

肉焼 / 鶏ひき肉

- こまつ菜とさくらえびの炒め物
- かぶとかにの旨煮
- ミートローフ
- きゅうりとわかめの酢の物
- 米飯
- みそ汁

a 米飯

米 80g				
E 285kcal	*P* 4.9g	*F* 0.7g	*K* 70mg	*Ca* 4mg
Fe 0.6mg	*VE* 0.1mg	*VC* 0mg	*DF* 0.4g	*NaCl* 0.0g

b みそ汁

みそ 10g　さといも 20g　にんじん 5g				
E 33kcal	*P* 1.6g	*F* 0.6g	*K* 180mg	*Ca* 13mg
Fe 0.5mg	*VE* 0.2mg	*VC* 1mg	*DF* 1.1g	*NaCl* 1.2g

c ミートローフ

鶏ひき肉 80g　たまねぎ 10g　パン粉 2g　牛乳 10g アスパラガス 15g　にんじん 5g　プロセスチーズ 5g デミグラスソース 5g　ケチャップ 5g ウスターソース 1g　カリフラワー（ゆで） 30g				
E 213kcal	*P* 20.2g	*F* 10.2g	*K* 405mg	*Ca* 68mg
Fe 1.5mg	*VE* 0.8mg	*VC* 20mg	*DF* 1.8g	*NaCl* 1.1g

d かにとかぶの旨煮

かぶ 40g　ねぎ 10g　ずわいがに（水煮缶詰） 20g 塩 0.5g　こしょう　コンソメ 0.5g　片栗粉 1g				
E 30kcal	*P* 3.6g	*F* 0.2g	*K* 136mg	*Ca* 27mg
Fe 0.3mg	*VE* 0.4mg	*VC* 9mg	*DF* 0.8g	*NaCl* 1.1g

e こまつ菜とさくらえびの炒め物

こまつ菜 40g	油 0.5g	さくらえび（煮干し）	1g
塩 0.3g	こしょう		

E 13kcal	P 1.2g	F 0.6g	K 207mg	Ca 83mg
Fe 1.2mg	VE 0.5mg	VC 16mg	DF 0.8g	NaCl 0.4g

f きゅうりとわかめの酢の物

きゅうり 40g	塩 0.3g	カットわかめ 0.3g	酢 6g
砂糖 1g			

E 11kcal	P 0.5g	F 0.1g	K 82mg	Ca 13mg
Fe 0.1mg	VE 0.1mg	VC 6mg	DF 0.5g	NaCl 0.4g

つくり方

c ミートローフ ❶鶏ひき肉に，みじん切りにしたたまねぎ，牛乳でふやかしたパン粉を合わせ，粘り気がでるまでよく混ぜ合わせる。▶❷❶を平らにのばし，手前3分の1のところにあらかじめ下ゆでしたにんじんとアスパラガス，プロセスチーズをのせ，手前から巻く。▶❸❷をオーブンで焼く（4人分の場合，160〜170℃で30分程度）。▶❹デミグラスソースとケチャップ，ウスターソースを混ぜ合わせ，❸の焼き汁を適宜加え火にかけソースをつくる。▶❺器に❸を盛り付け❹をかけ，ゆでたカリフラワーを添える。

d かにとかぶの旨煮 ❶かぶはいちょう切りに，ねぎは小口切りにする。▶❷鍋に❶のかぶを入れ，かぶがかぶるくらいの水を加えて火にかける。▶❸かぶに火が通ったらかに缶を加え，塩，こしょう，コンソメで味をつける。▶❹水溶き片栗粉でとろみをつけ，最後にねぎを加えひと混ぜする。

e こまつ菜とさくらえびの炒め物 ❶こまつ菜は食べやすい大きさに切る。▶❷フライパンに油を熱し，❶を炒める。しんなりしてきたらさくらえびを加え，塩，こしょうで味付けをする。

f きゅうりとわかめの酢の物 ❶きゅうりは輪切りにし，塩をふりしんなりさせる。わかめは水でもどす。▶❷酢，砂糖をよく混ぜ合わせ，❶と和える。

total

E 585kcal	P 31.9g	F 12.4g	K 1,081mg	Ca 209mg
Fe 4.1mg	VE 2.1mg	VC 51mg	DF 5.4g	NaCl 4.2g

肉焼

肉炒 / 豚かたロース

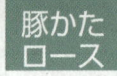

- 酢豚
- 白菜の浅漬け
- 大根のえびあんかけ
- 米飯
- わかめスープ
- フルーツ

a 米 飯

| 米 80g |

E 285kcal　　*P* 4.9g　　*F* 0.7g　　*K* 70mg　　*Ca* 4mg
Fe 0.6mg　　*VE* 0.1mg　　*VC* 0mg　　*DF* 0.4g　　*NaCl* 0.0g

b わかめスープ

| カットわかめ（水戻し）　30g　　ねぎ　5g　　コンソメ　0.5g
塩　0.8g　　こしょう　　ごま油　0.5g　　片栗粉　0.5g |

E 11kcal　　*P* 0.4g　　*F* 0.6g　　*K* 29mg　　*Ca* 44mg
Fe 0.2mg　　*VE* 0.0mg　　*VC* 1mg　　*DF* 0.8g　　*NaCl* 1.2g

c 酢 豚

| 豚かたロース肉(脂身つき)　60g　　片栗粉　4g　　卵　5g　　揚油　5g
たまねぎ　30g　　にんじん　15g　　ピーマン　15g　　しいたけ　10g
油　2g　　砂糖　4g　　しょうゆ　3g　　酢　8g　　ケチャップ　3g
ウスターソース　5g　　コンソメ　0.3g　　片栗粉　1g |

E 275kcal　　*P* 12.9g　　*F* 17.1g　　*K* 386mg　　*Ca* 22mg
Fe 0.8mg　　*VE* 1.4mg　　*VC* 16mg　　*DF* 1.7g　　*NaCl* 1.2g

d 大根のえびあんかけ

| 大根 50g | しばえび 10g | 酒 1g | だし汁 |
| しょうゆ 3g | みりん 0.5g | 片栗粉 0.5g | |

| E 23kcal | P 2.4g | F 0.1g | K 153mg | Ca 19mg |
| Fe 0.3mg | VE 0.2mg | VC 6mg | DF 0.7g | NaCl 0.5g |

e 白菜の浅漬け

| 白菜 20g | 塩 0.3g | レモン（果汁） 5g |

| E 4kcal | P 0.2g | F 0.0g | K 49mg | Ca 9mg |
| Fe 0.1mg | VE 0.0mg | VC 6mg | DF 0.3g | NaCl 0.3g |

f フルーツ

| グレープフルーツ 60g |

| E 23kcal | P 0.5g | F 0.1g | K 84mg | Ca 9mg |
| Fe 0.0mg | VE 0.2mg | VC 22mg | DF 0.4g | NaCl 0.0g |

つくり方

c 酢豚 ❶豚肉は食べやすい大きさに切り，片栗粉と溶き卵をもみ込んで油で揚げる。▶❷たまねぎはくし形，ピーマン，にんじん，しいたけは乱切りにし，ピーマンは油通し，にんじんは湯通しをする。▶❸片栗粉以外の調味料を混ぜ合わせる。▶❹フライパンに油を熱し，❷を炒める。油がまわってきたら❸を加え，沸騰してきたら❶を加える。▶❺好みで水溶き片栗粉でとろみをつける。

d 大根のえびあんかけ ❶大根は輪切りにし，裏に十字に隠し包丁を入れやわらかくなるまでゆでる。▶❷鍋にだし汁，酒，しばえびを入れ，軽く火を通す。七分くらい火が通ったら，しょうゆ，みりんで味をつけ，水溶き片栗粉でとろみをつける。▶❸器に❶を盛り付け，❷をかける。

e 白菜の浅漬け ❶白菜は適当な大きさに切り，塩とレモン果汁で軽くもむ。

total

| E 621kcal | P 21.3g | F 18.5g | K 772mg | Ca 107mg |
| Fe 2.0mg | VE 1.9mg | VC 51mg | DF 4.2g | NaCl 3.2g |

肉炒 / 豚もも

- 八宝菜
- 根みつばのごまよごし
- じゃがいもとこんにゃくの煮付け
- もやしとせりの酢の物
- 米 飯
- 春雨スープ

a 米 飯

米 80g				
E 285kcal	P 4.9g	F 0.7g	K 70mg	Ca 4mg
Fe 0.6mg	VE 0.1mg	VC 0mg	DF 0.4g	NaCl 0.0g

b 春雨スープ

はるさめ（乾） 3g　ベーコン 5g　ねぎ 3g　塩 1.2g
こしょう　ごま油 0.5g

E 36kcal	P 0.7g	F 2.5g	K 18mg	Ca 2mg
Fe 0.1mg	VE 0.0mg	VC 2mg	DF 0.2g	NaCl 1.3g

c 八宝菜

豚もも肉(脂身つき) 40g　塩 0.2g　こしょう　にんじん 10g
白菜 40g　たまねぎ 20g　しいたけ 10g　しばえび 30g
うずら卵（水煮缶詰） 15g　ピーマン 10g　揚油　しょうが 2g
油 3g　塩 1g　こしょう　コンソメ 0.5g　片栗粉 1g

E 224kcal	P 16.1g	F 14.4g	K 415mg	Ca 52mg
Fe 1.2mg	VE 1.9mg	VC 19mg	DF 1.7g	NaCl 1.7g

d じゃがいもとこんにゃくの煮付け

じゃがいも 60g　こんにゃく 20g　しめじ 15g
しょうゆ 5g　みりん 2g　だし汁

E 57kcal	P 1.7g	F 0.1g	K 317mg	Ca 12mg
Fe 0.6mg	VE 0.0mg	VC 21mg	DF 1.7g	NaCl 0.7g

e 根みつばのごまよごし

根みつば（ゆで）	50g	炒りごま	1g	しょうゆ	3g
砂糖 0.5g					

E 20kcal	*P* 1.6g	*F* 0.6g	*K* 151mg	*Ca* 45mg
Fe 0.8mg	*VE* 0.7mg	*VC* 6mg	*DF* 1.8g	*NaCl* 0.4g

f もやしとせりの酢の物

もやし（ゆで）	40g	せり（ゆで）	10g	酢	4g
塩 0.4g	砂糖 1g				

E 12kcal	*P* 0.7g	*F* 0.0g	*K* 24mg	*Ca* 14mg
Fe 0.3mg	*VE* 0.1mg	*VC* 2mg	*DF* 0.9g	*NaCl* 0.4g

つくり方

c 八宝菜 ❶豚肉は食べやすい大きさに切り，塩，こしょうで下味をつける。▶❷にんじん，白菜は短冊切りに，たまねぎはくし形，しいたけは放射状に6〜8等分にする。▶❸ピーマンは乱切りにしてから油通しする。▶❹フライパンに油を熱し，しょうがのぶつ切りを炒め，香りが出てきたら❶を加え炒める。豚肉の色が変わってきたら❷を加えさらに炒める。▶❺野菜がしんなりしてきたらしばえびを加え，塩，こしょう，コンソメで味をつける。最後にうずらの卵，❸を加え，水溶き片栗粉でとろみをつける。

d じゃがいもとこんにゃくの煮付け ❶じゃがいもとこんにゃくは短冊切りにし，こんにゃくは湯通しをする。しめじは小房に分ける。▶❷鍋にだし汁と❶のじゃがいもを入れ，火にかける。じゃがいもに火が通ってきたらしめじを加える。▶❸しめじがしんなりしてきたら，❶のこんにゃくを加え，しょうゆ，みりんで味をつける。

e 根みつばのごまよごし ❶根みつばはゆでて食べやすい長さに切る。▶❷ごまは炒って五分ずりにし，しょうゆ，砂糖を加え，❶と和える。

f もやしとせりの酢の物 ❶もやしとせりはゆでる。せりは食べやすい長さに切る。▶❷砂糖，塩，酢を合わせ，❶と和える。

total

E 634kcal	*P* 25.7g	*F* 18.3g	*K* 996mg	*Ca* 129mg
Fe 3.5mg	*VE* 2.8mg	*VC* 50mg	*DF* 6.7g	*NaCl* 4.6g

肉煮 / 豚ロース

- ひじきのサラダ
- ツナとキャベツの和風和え
- 豚肉のべっこう煮
- きゅうりとかぶの酢の物
- 米飯
- みそ汁

a 米飯

米 80g				
E 285kcal	*P* 4.9g	*F* 0.7g	*K* 70mg	*Ca* 4mg
Fe 0.6mg	*VE* 0.1mg	*VC* 0mg	*DF* 0.4g	*NaCl* 0.0g

b みそ汁

みそ 10g さといも 15g さやえんどう（ゆで） 3g				
E 29kcal	*P* 1.6g	*F* 0.6g	*K* 139mg	*Ca* 13mg
Fe 0.5mg	*VE* 0.2mg	*VC* 2mg	*DF* 0.9g	*NaCl* 1.2g

c 豚肉のべっこう煮

豚ロース肉（皮下脂肪なし） 60g　大根 100g　卵 25g にんじん 10g　しょうゆ 8g　酒 2g　みりん 2g　砂糖 1g				
E 206kcal	*P* 16.6g	*F* 10.8g	*K* 526mg	*Ca* 44mg
Fe 0.9mg	*VE* 0.5mg	*VC* 13mg	*DF* 1.7g	*NaCl* 1.3g

d ツナとキャベツの和風和え

キャベツ 50g　もやし 30g　コーン（粒缶詰） 10g ツナ缶（油漬け） 10g　みそ 2g　しょうゆ 1g 塩 0.4g　炒りごま 0.3g				
E 59kcal	*P* 3.7g	*F* 2.8g	*K* 166mg	*Ca* 32mg
Fe 0.6mg	*VE* 0.9mg	*VC* 24mg	*DF* 1.8g	*NaCl* 0.9g

e ひじきのサラダ

| 干しひじき | 5g | だし汁 | | ねぎ | 10g | 大根の葉（ゆで） | 5g |
| しょうゆ | 4g | 練りわさび | 0.5g | | | | |

| E 16kcal | P 1.0g | F 0.2g | K 265mg | Ca 86mg |
| Fe 3.0mg | VE 0.3mg | VC 2mg | DF 2.6g | $NaCl$ 0.8g |

f きゅうりとかぶの酢の物

| きゅうり | 30g | かぶ | 20g | 塩 | 0.3g | 酢 | 6g |
| 砂糖 | 1g | | | | | | |

| E 14kcal | P 0.4g | F 0.1g | K 117mg | Ca 13mg |
| Fe 0.2mg | VE 0.1mg | VC 8mg | DF 0.6g | $NaCl$ 0.3g |

つくり方

c 豚肉のべっこう煮 ❶鍋に豚肉，水を入れ火にかける。途中沸騰してきたら火を弱め，アクをていねいに取りながら豚肉がやわらかくなるまで煮る。▶❷大根とにんじんは食べやすい大きさに切り，卵はゆでて殻をむく。▶❸❶に❷を加え，野菜に火が通ってきたら砂糖，しょうゆ，酒，みりんを加え，さらに煮る。▶❹時々上下を返しながら，豚肉があめ色になるまで煮付ける。

d ツナとキャベツの和風和え ❶キャベツはゆでて食べやすい大きさに切る。もやしはゆでる。▶❷みそ，しょうゆ，塩と炒りごまを合わせ，❶，コーン，ツナ缶と和える。

e ひじきのサラダ ❶ひじきは水でもどしてだし汁で煮る。ねぎは小口切り，大根の葉はゆでて細切りにする。▶❷ひじきの水気を切り，ねぎ，大根の葉と混ぜ合わせ，わさびじょうゆで和える。

f きゅうりとかぶの酢の物 ❶きゅうりは輪切り，かぶはいちょう切りにし，塩をふってしんなりさせる。▶❷酢，砂糖をよく混ぜ合わせ，水気を軽く切った❶と和える。

total

| E 609kcal | P 28.3g | F 15.2g | K 1,284mg | Ca 192mg |
| Fe 5.8mg | VE 2.1mg | VC 49mg | DF 8.0g | $NaCl$ 4.6g |

肉煮 / 豚ロース

- 煮豚
- 金平ごぼう
- さといもの煮付け（おろし添え）
- きょう菜のごま和え
- 米飯
- みそ汁

a 米飯

米 80g				
E 285kcal	P 4.9g	F 0.7g	K 70mg	Ca 4mg
Fe 0.6mg	VE 0.1mg	VC 0mg	DF 0.4g	NaCl 0.0g

b みそ汁

みそ 10g	ほうれんそう 10g	たまねぎ 10g		
E 25kcal	P 1.6g	F 0.7g	K 122mg	Ca 17mg
Fe 0.6mg	VE 0.3mg	VC 4mg	DF 0.9g	NaCl 1.2g

c 煮豚

豚ロース肉（皮下脂肪なし） 60g　チンゲンサイ 20g
しめじ 30g　ねぎ 15g　にんじん 10g　しょうが 1g
酒 3g　しょうゆ 12g　砂糖 3g

E 167kcal	P 14.2g	F 8.3g	K 451mg	Ca 34mg
Fe 0.9mg	VE 0.4mg	VC 7mg	DF 1.9g	NaCl 1.8g

d さといもの煮付け（おろし添え）

さといも 60g　さやいんげん（ゆで） 20g　大根 60g
しょうゆ 6g　みりん 2g　酒 1g　だし汁

E 61kcal	P 2.0g	F 0.2g	K 600mg	Ca 34mg
Fe 0.7mg	VE 0.4mg	VC 12mg	DF 2.7g	NaCl 0.9g

e 金平ごぼう

| ごぼう 40g | にんじん 5g | しらたき 10g | 油 1g |
| しょうゆ 4g | みりん 1g | 七味　炒りごま 0.5g | |

| *E* 46kcal | *P* 1.2g | *F* 1.3g | *K* 161mg | *Ca* 34mg |
| *Fe* 0.5mg | *VE* 0.4mg | *VC* 1mg | *DF* 2.8g | *NaCl* 0.6g |

f きょう菜のごま和え

| きょう菜 50g | 炒りごま 0.5g | しょうゆ 5g | 砂糖 |

| *E* 30kcal | *P* 1.6g | *F* 0.3g | *K* 262mg | *Ca* 112mg |
| *Fe* 1.2mg | *VE* 0.9mg | *VC* 28mg | *DF* 1.6g | *NaCl* 0.8g |

つくり方

c 煮豚　❶鍋に豚肉とぶつ切りにしたしょうが，かぶるくらいの水を入れ火にかける。沸騰したら火を弱め，途中ていねいにアクを取りながら，豚肉がやわらかくなるまで煮る。▶❷豚肉に火が通ってきたら，砂糖，しょうゆ，酒を加えさらに煮る。▶❸しめじは小房に分け，ねぎとにんじんは食べやすい大きさに切る。チンゲンサイはたてに4～6等分にし，下ゆでする。▶❹❷にチンゲンサイ以外の野菜を加え，味を含ませる。▶❺器に❹を盛り付け，チンゲンサイを添える。

d さといもの煮付け（おろし添え）　❶さといもは皮をむき，食べやすい大きさに切り下ゆでする。▶❷鍋にだし汁と❶を入れて火にかけ，火が通ったらしょうゆ，みりん，酒を加え味を含ませる。▶❸器に❷とゆでたさやいんげんを盛り付け，大根おろしを添える。

e 金平ごぼう　❶ごぼうとにんじんは千切りにする。しらたきは食べやすい長さに切り湯通しする。▶❷鍋に油を熱し，ごぼうとにんじんを炒める。しんなりしてきたら，しょうゆ，みりん，しらたきを加える。▶❸炒りごまと七味で風味をつける。

f きょう菜のごま和え　❶きょう菜はゆでて食べやすい長さに切る。▶❷ごまは炒って五分ずりにし，しょうゆ，砂糖と混ぜ合わせ，❶と和える。

total

| *E* 613kcal | *P* 25.4g | *F* 11.5g | *K* 1,666mg | *Ca* 236mg |
| *Fe* 4.5mg | *VE* 2.4mg | *VC* 53mg | *DF* 10.3g | *NaCl* 5.3g |

肉煮 豚ひき肉

献立：肉そぼろ大根、生揚げの卵とじ、三色浸し、きゅうりの風味漬け、米飯、みそ汁

a 米　飯

米　80g				
E 285kcal	P 4.9g	F 0.7g	K 70mg	Ca 4mg
Fe 0.6mg	VE 0.1mg	VC 0mg	DF 0.4g	NaCl 0.0g

b みそ汁

みそ　10g　なす　20g　ねぎ　5g				
E 25kcal	P 1.5g	F 0.6g	K 91mg	Ca 15mg
Fe 0.5mg	VE 0.1mg	VC 1mg	DF 1.0g	NaCl 1.2g

c 肉そぼろ大根

大根　100g　豚ひき肉　40g　たまねぎ　10g　油　0.5g だし汁　　砂糖　1g　　塩　0.5g　　しょうゆ　7g 片栗粉　1.5g　　グリンピース（ゆで）　5g				
E 134kcal	P 9.0g	F 6.7g	K 414mg	Ca 32mg
Fe 0.9mg	VE 0.2mg	VC 14mg	DF 2.0g	NaCl 1.6g

d 生揚げの卵とじ

生揚げ　50g　卵　20g　にんじん　10g　たまねぎ　20g だし汁　　油　1g　　みりん　2g　　しょうゆ　7g				
E 135kcal	P 8.6g	F 8.7g	K 171mg	Ca 139mg
Fe 1.8mg	VE 0.8mg	VC 2mg	DF 0.9g	NaCl 1.1g

e 三色浸し

| ほうれんそう | 30g | 白菜 | 20g | かに風味かまぼこ | 5g |
| しょうゆ | 3g | | | | |

| *E* 15kcal | *P* 1.7g | *F* 0.2g | *K* 267mg | *Ca* 30mg |
| *Fe* 0.7mg | *VE* 0.7mg | *VC* 14mg | *DF* 1.1g | *NaCl* 0.5g |

f きゅうりの風味漬け

| きゅうり | 30g | 塩 | 0.2g | しょうゆ | 2g | ごま油 | 0.2g |
| 酢 | 0.6g | 砂糖 | 0.2g | 豆板醤 | 0.1g | | |

| *E* 8kcal | *P* 0.5g | *F* 0.2g | *K* 68mg | *Ca* 8mg |
| *Fe* 0.1mg | *VE* 0.1mg | *VC* 4mg | *DF* 0.3g | *NaCl* 0.5g |

つくり方

c 肉そぼろ大根 ❶大根は半月切りまたは輪切りにし、やわらかくなるまで塩ゆでする。たまねぎはみじん切りにする。▶ ❷鍋に油を熱し、豚ひき肉を炒める。肉に火が通ってきたら、❶のたまねぎを加える。▶ ❸たまねぎの色が透き通ってきただし汁を加える。▶ ❹だし汁が沸騰してきたら砂糖としょうゆで調味し、水溶き片栗粉でとろみをつける。▶ ❺❶の大根の上に❹をかけ、最後に湯通ししたグリンピースを散らす。

d 生揚げの卵とじ ❶生揚げは食べやすい大きさに切り、熱湯をかけておく。にんじんとたまねぎは短冊切りにする。▶ ❷鍋に油を熱し、にんじんとたまねぎを炒める。たまねぎの色が透き通ってきただし汁を加える。▶ ❸❷に火が通ったら生揚げを加え、みりんとしょうゆで味をつけ、溶き卵でとじる。

e 三色浸し ❶ほうれんそうと白菜はゆでて食べやすい大きさに切る。▶ ❷かにかまぼこは食べやすい長さに切り、割く。▶ ❸❶と❷をしょうゆで和える。

f きゅうりの風味漬け ❶きゅうりは乱切りにし、塩をふっておく。▶ ❷砂糖、酢、しょうゆ、豆板醤、ごま油を混ぜ合わせ、❶をつけ込む。

total

| *E* 603kcal | *P* 26.1g | *F* 17.1g | *K* 1,082mg | *Ca* 229mg |
| *Fe* 4.7mg | *VE* 2.1mg | *VC* 36mg | *DF* 5.8g | *NaCl* 4.9g |

肉煮

肉煮 / 牛もも

- すき焼き風
- もずく酢
- コールスローサラダ
- 米飯
- みそ汁
- もやしとかいわれのごま和え

a 米飯

米 80g				
E 285kcal	*P* 4.9g	*F* 0.7g	*K* 70mg	*Ca* 4mg
Fe 0.6mg	*VE* 0.1mg	*VC* 0mg	*DF* 0.4g	*NaCl* 0.0g

b みそ汁

みそ 10g	しめじ 15g	さやいんげん（ゆで） 3g		
E 22kcal	*P* 1.6g	*F* 0.7g	*K* 91mg	*Ca* 12mg
Fe 0.6mg	*VE* 0.1mg	*VC* 0mg	*DF* 1.1g	*NaCl* 1.2g

c すき焼き風

牛もも肉(脂身つき) 60g　焼き豆腐 75g　しらたき 30g ねぎ 30g　白菜 40g　えのきたけ 10g　春菊 20g 酒 1g　しょうゆ 8g　みりん 1g　牛脂 2g				
E 226kcal	*P* 20.5g	*F* 12.2g	*K* 574mg	*Ca* 190mg
Fe 2.7mg	*VE* 0.9mg	*VC* 15mg	*DF* 3.5g	*NaCl* 1.3g

d コールスローサラダ

キャベツ 30g　きゅうり 10g　コーン（粒缶詰） 10g にんじん 5g　ロースハム 10g　ノンオイルドレッシング 7g				
E 44kcal	*P* 2.6g	*F* 1.5g	*K* 142mg	*Ca* 19mg
Fe 0.2mg	*VE* 0.1mg	*VC* 19mg	*DF* 1.1g	*NaCl* 0.8g

e もずく酢

もずく 50g	しょうが 1g	酢 3g	しょうゆ 3g

| E 6kcal | P 0.4g | F 0.1g | K 18mg | Ca 12mg |
| Fe 0.2mg | VE 0.1mg | VC 0mg | DF 1.0g | NaCl 0.7g |

f もやしとかいわれのごま和え

もやし（ゆで） 40g	かいわれ大根 5g	炒りごま 0.5g
しょうゆ 5g	砂糖 1g	

| E 17kcal | P 1.1g | F 0.3g | K 31mg | Ca 20mg |
| Fe 0.3mg | VE 0.1mg | VC 3mg | DF 0.8g | NaCl 0.7g |

つくり方

c すき焼き風 ❶白菜，ねぎ，春菊，焼き豆腐は食べやすい大きさに切る。えのきたけは石づきをとり割く。しらたきは食べやすい長さに切り湯通しする。▶❷鍋に牛脂を熱し，牛肉を炒める。牛肉の色が変わってきたら，しょうゆ，みりん，酒と水を加える。▶❸❷が沸騰してきたら，焼き豆腐，白菜，えのきたけを加える。▶❹❸の野菜がしんなりしてきたら，春菊とねぎを加え，再度沸騰させる。

d コールスローサラダ ❶キャベツ，きゅうり，にんじん，ロースハムは千切りにし，コーンと混ぜ合わせる。▶❷器に❶を盛り，ノンオイルドレッシングをかける。

e もずく酢 ❶もずくを水洗いし，器に盛る。▶❷酢じょうゆをつくり❶にかけ，上におろししょうがを添える。

f もやしとかいわれのごま和え ❶かいわれは根を取り食べやすい長さに切り，ゆでたもやしと合わせて器に盛り付ける。▶❷炒りごまを五分ずりにし，砂糖，しょうゆと合わせ❶にかける。

total

| E 599kcal | P 31.1g | F 15.5g | K 927mg | Ca 257mg |
| Fe 4.7mg | VE 1.4mg | VC 38mg | DF 7.9g | NaCl 4.8g |

肉煮 / 鶏もも

献立:
- 野菜のオイスターソース炒め
- 鶏もも肉の旨煮
- ほうれんそうのわさび和え
- 米飯
- みそ汁
- 生揚げの煮付け

a 米 飯

| 米　80g |

| E 285kcal | P 4.9g | F 0.7g | K 70mg | Ca 4mg |
| Fe 0.6mg | VE 0.1mg | VC 0mg | DF 0.4g | $NaCl$ 0.0g |

b みそ汁

| みそ　10g　　しいたけ　10g　　ねぎ　10g |

| E 24kcal | P 1.6g | F 0.7g | K 84mg | Ca 13mg |
| Fe 0.5mg | VE 0.1mg | VC 2mg | DF 1.1g | $NaCl$ 1.2g |

c 鶏もも肉の旨煮

| 鶏もも肉(皮なし)　60g　　片栗粉　2g　　しょうゆ　2g　　さといも　60g
酒　1g　みりん　2g　しょうゆ　4g　みそ　1g　だし汁　あさつき　2g |

| E 124kcal | P 12.9g | F 2.5g | K 623mg | Ca 12mg |
| Fe 0.9mg | VE 0.5mg | VC 7mg | DF 1.5g | $NaCl$ 1.1g |

d 野菜のオイスターソース炒め

| 牛かたロース肉(脂身つき)　10g　　にんじん　5g　　さやいんげん　10g
白菜　60g　　油　1g　　しょうゆ　4g　　オイスターソース　1g　　片栗粉　1g |

| E 53kcal | P 2.9g | F 2.8g | K 221mg | Ca 34mg |
| Fe 0.5mg | VE 0.4mg | VC 13mg | DF 1.2g | $NaCl$ 0.7g |

e ほうれんそうのわさび和え

ほうれんそう（ゆで）	50g	たまねぎ	10g		
練りわさび 0.5g		しょうゆ 4g			

E 20kcal	P 1.7g	F 0.3g	K 277mg	Ca 38mg
Fe 0.5mg	VE 1.3mg	VC 10mg	DF 2.0g	NaCl 0.6g

f 生揚げの煮付け

生揚げ 50g	さやえんどう（ゆで） 3g	しょうゆ 5g
みりん 2g	だし汁	

E 84kcal	P 5.8g	F 5.7g	K 84mg	Ca 123mg
Fe 1.4mg	VE 0.4mg	VC 1mg	DF 0.4g	NaCl 0.7g

つくり方

c 鶏もも肉の旨煮 ❶鶏肉とさといもは食べやすい大きさに切る。鶏肉は片栗粉としょうゆをからませ，さといもは下ゆでする。▶❷鍋にだし汁としょうゆ，みそ，みりん，酒を入れて沸騰させたあと❶を加え，落とし蓋をして火が通るまで煮含める。▶❸器に❷を盛り付け，小口切りにしたあさつきを散らす。

d 野菜のオイスターソース炒め ❶にんじんと白菜は短冊切り，さやいんげんは食べやすい長さに切る。▶❷鍋に油を熱し，牛肉を炒める。牛肉の色が変わってきたら❶を加え，さらに炒める。▶❸野菜がしんなりしてきたら，しょうゆ，オイスターソースで味をつけ，水溶き片栗粉でとろみをつける。

e ほうれんそうのわさび和え ❶ほうれんそうはゆでて食べやすい長さに切る。たまねぎは薄めにスライスし，水にさらす。▶❷❶をわさびじょうゆで和える。

f 生揚げの煮付け ❶生揚げは食べやすい大きさに切り，熱湯をかける。▶❷鍋にだし汁としょうゆ，みりんを入れ，❶を加え，落とし蓋をして煮含める。▶❸❷を器に盛り，ゆでたさやえんどうを添える。

total

E 590kcal	P 29.8g	F 12.6g	K 1,359mg	Ca 224mg
Fe 4.4mg	VE 2.7mg	VC 33mg	DF 6.5g	NaCl 4.4g

肉	鶏
煮	もも

- かぶのそぼろ和え
- ひじきの炒り煮
- 治部煮
- ポテト・チーズサラダ
- 米飯
- みそ汁

a 米飯

米 80g				
E 285kcal	*P* 4.9g	*F* 0.7g	*K* 70mg	*Ca* 4mg
Fe 0.6mg	*VE* 0.1mg	*VC* 0mg	*DF* 0.4g	*NaCl* 0.0g

b みそ汁

みそ 10g　卵 15g　あさつき 2g				
E 43kcal	*P* 3.2g	*F* 2.2g	*K* 64mg	*Ca* 18mg
Fe 0.7mg	*VE* 0.2mg	*VC* 1mg	*DF* 0.6g	*NaCl* 1.3g

c 治部煮

鶏もも肉（皮なし） 60g　しょうが 0.5g　だし汁　酒 1g しょうゆ 5g　みりん 2g　片栗粉 1g さやいんげん（ゆで） 5g　トマト 30g				
E 88kcal	*P* 12.0g	*F* 2.4g	*K* 302mg	*Ca* 10mg
Fe 0.6mg	*VE* 0.4mg	*VC* 7mg	*DF* 0.4g	*NaCl* 0.8g

d ひじきの炒り煮

干しひじき 5g　ちくわ 5g　にんじん 5g 油 2g　砂糖 1g　しょうゆ 5g　だし汁				
E 39kcal	*P* 1.5g	*F* 2.1g	*K* 259mg	*Ca* 74mg
Fe 2.9mg	*VE* 0.3mg	*VC* 0mg	*DF* 2.3g	*NaCl* 1.0g

e かぶのそぼろ和え

かぶ 30g	かぶの葉（ゆで） 3g	さけフレーク 3g
炒りごま 0.3g		

E 16kcal	*P* 1.1g	*F* 0.7g	*K* 104mg	*Ca* 17mg
Fe 0.2mg	*VE* 0.2mg	*VC* 7mg	*DF* 0.6g	*NaCl* 0.0g

f ポテト・チーズサラダ

じゃがいも 50g	コーン（粒缶詰） 10g	
プロセスチーズ 10g	こしょう	マヨネーズ 8g

E 134kcal	*P* 3.5g	*F* 8.5g	*K* 226mg	*Ca* 67mg
Fe 0.3mg	*VE* 0.9mg	*VC* 18mg	*DF* 1.0g	*NaCl* 0.5g

つくり方

c **治部煮** ❶鶏肉は食べやすい大きさに切り，片栗粉をまぶして熱湯にくぐらせる。▶ ❷鍋にだし汁としょうゆ，みりん，酒，おろししょうがを入れ，沸騰させる。沸騰したら❶を加え，落とし蓋をして煮る。▶ ❸❷を器に盛り，ゆでたさやいんげんとトマトを添える。

d **ひじきの炒り煮** ❶干しひじきは水でもどす。ちくわとにんじんは細く切る。▶ ❷鍋に油を熱し，❶を炒める。▶ ❸全体に油がまわってきたらだし汁，砂糖，しょうゆを加え，煮汁がなくなるまで煮る。

e **かぶのそぼろ和え** ❶かぶはいちょう切りにしてゆでる。葉はゆでて適当な長さに切る。▶ ❷ごまを炒って五分ずりにし，さけフレーク，❶と和える。

f **ポテト・チーズサラダ** ❶じゃがいもはゆでて皮をむき，つぶす。▶ ❷チーズはさいの目に切る。▶ ❸❶，❷，コーンを混ぜ合わせ，マヨネーズとこしょうで味をつける。

total

E 605kcal	*P* 26.2g	*F* 16.5g	*K* 1,026mg	*Ca* 190mg
Fe 5.3mg	*VE* 2.1mg	*VC* 33mg	*DF* 5.3g	*NaCl* 3.7g

肉	鶏
煮	もも

さつまいもの マッシュ

大根と貝柱の 和え物

クリームシチュー

レタスと グレープフルーツの サラダ

米 飯

a 米 飯

米　80g				
E 285kcal	*P* 4.9g	*F* 0.7g	*K* 70mg	*Ca* 4mg
Fe 0.6mg	*VE* 0.1mg	*VC* 0mg	*DF* 0.4g	*NaCl* 0.0g

b クリームシチュー

鶏もも肉（皮付き）　20g　　塩　0.1g　　酒　1g じゃがいも　40g　　たまねぎ　40g　　にんじん　20g　　油　1g 牛乳　50g　　小麦粉　5g　　バター　4g　　塩　1g コンソメ　0.5g				
E 186kcal	*P* 6.5g	*F* 9.1g	*K* 418mg	*Ca* 73mg
Fe 0.4mg	*VE* 0.4mg	*VC* 19mg	*DF* 1.8g	*NaCl* 1.5g

c 大根と貝柱の和え物

大根　50g　　塩　0.2g　　ほたて貝柱（生）　10g　　塩　0.2g 酒　1g　　マヨネーズ　4g				
E 47kcal	*P* 2.2g	*F* 3.0g	*K* 158mg	*Ca* 14mg
Fe 0.2mg	*VE* 0.5mg	*VC* 6mg	*DF* 0.7g	*NaCl* 0.5g

d さつまいものマッシュ

さつまいも 60g	砂糖 2g	バター 2g		
E 102kcal	P 0.7g	F 1.7g	K 283mg	Ca 24mg
Fe 0.4mg	VE 1.0mg	VC 17mg	DF 1.4g	$NaCl$ 0.0g

e レタスとグレープフルーツのサラダ

レタス 30g	グレープフルーツ 10g	酢 2g	塩 0.1g	
E 8kcal	P 0.3g	F 0.0g	K 74mg	Ca 7mg
Fe 0.1mg	VE 0.1mg	VC 5mg	DF 0.4g	$NaCl$ 0.1g

つくり方

b クリームシチュー ❶鶏肉はひと口大に切って塩をふり、酒蒸しで六分くらい火を通す。▶❷じゃがいも、たまねぎ、にんじんは食べやすい大きさに切る。▶❸鍋にバターを熱し、たまねぎを炒める。たまねぎがしんなりしてきたら小麦粉を加える。▶❹小麦粉がたまねぎになじんできたら、少しずつ牛乳を加える。沸騰してきたら水とコンソメを加える。▶❺別の鍋に油を熱し、じゃがいもとにんじんを炒める。じゃがいもの表面が透き通ってきたら❹に加える。▶❻材料に火が通ったら❶を加え、塩、こしょうで味を調える。

c 大根と貝柱の和え物 ❶貝柱は酒と塩をふりかけ、蒸して適当な大きさに割く。▶❷大根は千切りにし、塩をふってしんなりさせる。▶❸大根の水気を切り、❶とマヨネーズで和える。

d さつまいものマッシュ ❶さつまいもは皮をむき、適当な大きさに切る。鍋に水とさつまいもを入れ、火にかける。▶❷さつまいもに火が通ったらゆでこぼす。ゆで汁は少しとっておく。▶❸さつまいもを鍋に戻し、熱いうちにつぶしながら砂糖とバターを加える(ゆで汁で硬さを調節する)。

e レタスとグレープフルーツのサラダ ❶レタスは適当な大きさにちぎる。グレープフルーツは果肉のみを取り出す。▶❷塩、酢を混ぜ合わせ、❶と和える。

total

E 627kcal	P 14.6g	F 14.6g	K 1,004mg	Ca 123mg
Fe 1.7mg	VE 2.1mg	VC 48mg	DF 4.7g	$NaCl$ 2.1g

肉炒 / 鶏ひき肉

- たけのことふきのおかか煮
- キャベツの梅肉和え
- フルーツ
- そぼろ丼
- みそ汁

a そぼろ丼

米飯

米 80g				
E 285kcal	*P* 4.9g	*F* 0.7g	*K* 70mg	*Ca* 4mg
Fe 0.6mg	*VE* 0.1mg	*VC* 0mg	*DF* 0.4g	*NaCl* 0.0g

そぼろ

卵 20g　油 0.5g　砂糖 0.5g　塩 0.2g　しょうゆ 0.5g 鶏ひき肉 20g　木綿豆腐 10g　しょうゆ 3g　みりん 1g 酒 1g　油 0.5g　さけフレーク 20g　さやいんげん(ゆで) 5g しょうが(酢漬) 10g　焼きのり				
E 126kcal	*P* 13.4g	*F* 6.4g	*K* 222mg	*Ca* 38mg
Fe 1.0mg	*VE* 0.8mg	*VC* 1mg	*DF* 0.4g	*NaCl* 1.6g

b みそ汁

みそ 10g　えのきたけ 10g　油揚げ 5g				
E 41kcal	*P* 2.5g	*F* 2.3g	*K* 75mg	*Ca* 25mg
Fe 0.7mg	*VE* 0.1mg	*VC* 0mg	*DF* 0.9g	*NaCl* 1.2g

c たけのことふきのおかか煮

たけのこ(ゆで) 30g　ふき(ゆで) 20g　だし汁 しょうゆ 4g　みりん 1g　酒 1g　かつお節				
E 17kcal	*P* 1.4g	*F* 0.1g	*K* 203mg	*Ca* 13mg
Fe 0.2mg	*VE* 0.3mg	*VC* 2mg	*DF* 1.2g	*NaCl* 0.6g

d キャベツの梅肉和え

キャベツ 40g	かまぼこ 5g	梅干し 3g		
梅びしお 1g	みりん 2g			

| E 22kcal | P 1.2g | F 0.1g | K 101mg | Ca 21mg |
| Fe 0.2mg | VE 0.1mg | VC 16mg | DF 0.8g | $NaCl$ 0.9g |

e フルーツ

バナナ 1本				

| E 86kcal | P 1.1g | F 0.2g | K 360mg | Ca 6mg |
| Fe 0.3mg | VE 0.5mg | VC 16mg | DF 1.1g | $NaCl$ 0.0g |

つくり方

a そぼろ丼 ❶卵に砂糖,塩,しょうゆを加え,フライパンに油を熱し,炒り卵をつくる。▶❷鶏ひき肉と水気を切った豆腐を混ぜ合わせ,しょうゆ,みりん,酒で味をつけ,鍋に油を熱し鶏そぼろをつくる。▶❸さやいんげんは,ゆでて食べやすい大きさに切る。▶❹器にご飯を盛り,❶,❷,さけフレークを盛り付け,❸と酢漬けのしょうが,焼きのりを添える。

c たけのことふきのおかか煮 ❶たけのこは食べやすい大きさに切る。ふきはゆでて皮をむき,食べやすい長さに切る。▶❷鍋に❶としょうゆ,みりん,酒,材料がかぶるくらいのだし汁を入れ,火にかける。▶❸沸騰してきたら落とし蓋をして火を弱め,煮汁がなくなるくらいまで煮る。▶❹火を止める直前にかつお節を加える。

d キャベツの梅肉和え ❶キャベツはゆでて食べやすい大きさに切る。かまぼこは短冊切りにし湯通しする。▶❷梅干しは種を取り軽くたたき,梅びしおと煮きったみりんを合わせ,❶と和える。

total

| E 577kcal | P 24.4g | F 9.8g | K 1,031mg | Ca 107mg |
| Fe 3.1mg | VE 1.9mg | VC 36mg | DF 4.9g | $NaCl$ 4.3g |

肉煮 / 鶏ひき肉

つくね煮
わかめのレモン和え
牛ごぼう
かぶの土佐煮
米 飯
みそ汁

a 米 飯

米 80g				
E 285kcal	P 4.9g	F 0.7g	K 70mg	Ca 4mg
Fe 0.6mg	VE 0.1mg	VC 0mg	DF 0.4g	$NaCl$ 0.0g

b みそ汁

みそ 10g	大根 20g	しいたけ 5g		
E 24kcal	P 1.5g	F 0.6g	K 98mg	Ca 15mg
Fe 0.5mg	VE 0.1mg	VC 3mg	DF 0.9g	$NaCl$ 1.2g

c つくね煮

鶏ひき肉 60g　塩 0.1g　こしょう　しょうが 0.5g　ねぎ 30g 卵 3g　パン粉 1g　酒 1g　砂糖 1g　しょうゆ 7g だし汁　片栗粉 0.3g　春菊 30g　　しょうゆ 3g				
E 136kcal	P 14.7g	F 5.5g	K 400mg	Ca 57mg
Fe 1.5mg	VE 0.7mg	VC 9mg	DF 1.7g	$NaCl$ 1.8g

d 牛ごぼう

ごぼう 40g　牛かた肉(脂身つき) 20g　しらたき 10g さやえんどう(ゆで) 5g　油 2g　酒 2g　みりん 2g しょうゆ 4g				
E 93kcal	P 5.0g	F 4.2g	K 217mg	Ca 30mg
Fe 0.7mg	VE 0.7mg	VC 4mg	DF 2.7g	$NaCl$ 0.6g

e わかめのレモン和え

カットわかめ（水もどし）	30g	えのきたけ	20g		
レモン（果汁）	3g	しょうゆ	5g		

E 11kcal	P 1.3g	F 0.1g	K 109mg	Ca 44mg
Fe 0.5mg	VE 0.0mg	VC 2mg	DF 1.4g	NaCl 0.8g

f かぶの土佐煮

かぶ 50g	しょうゆ 3g	みりん 1g	だし汁	かつお節 0.2g

E 15kcal	P 0.7g	F 0.1g	K 154mg	Ca 13mg
Fe 0.2mg	VE 0.0mg	VC 10mg	DF 0.8g	NaCl 0.4g

つくり方

c つくね煮 ❶鶏ひき肉に，みじん切りにしたねぎ，おろししょうが，塩，こしょう，卵，パン粉を加えよく練る。▶ ❷鍋に砂糖，しょうゆ，酒，だし汁を加え沸騰させ，❶を団子状に丸めたものを落としていく（1人前2～3個くらい）。▶ ❸❷に火が通ったら器に取り出し，煮汁には水溶き片栗粉でとろみをつけ，つくねにかける。▶ ❹春菊はゆでて食べやすい長さに切り，しょうゆで和えてつくね煮に添える。

d 牛ごぼう ❶ごぼうはささがき，しらたきは食べやすい長さに切り湯通しする。さやえんどうはゆでて細切りにし，牛肉は食べやすい大きさに切る。▶ ❷鍋に油を熱し，酒をふり入れながら牛肉を炒める。牛肉の色が変わってきたらごぼうを加え，さらに炒める。▶ ❸ごぼうがしんなりしてきたら弱火にし，しらたき，みりん，しょうゆを加え，煮汁がなくなるまで煮る。最後にさやえんどうを加える。

e わかめのレモン和え ❶わかめは水でもどす。えのきたけは食べやすい長さに切り，ゆでる。▶ ❷❶をレモン果汁，しょうゆで和える。

f かぶの土佐煮 ❶かぶはいちょう切りにする。▶ ❷鍋にだし汁，しょうゆ，みりん，❶を入れて煮る。▶ ❸かぶに火が通ってきたらかつお節を加える。

total

E 564kcal	P 28.1g	F 11.1g	K 1,048mg	Ca 162mg
Fe 4.0mg	VE 1.5mg	VC 27mg	DF 7.9g	NaCl 4.8g

肉 / 蒸 / 鶏ささみ

- 豚肉と高菜の炒め物
- ささみの酒蒸し，梅あんかけ
- ごぼうのごま和え
- 米飯
- みそ汁
- チンゲンサイとハムの辛し和え

a 米飯

米 80g				
E 285kcal	*P* 4.9g	*F* 0.7g	*K* 70mg	*Ca* 4mg
Fe 0.6mg	*VE* 0.1mg	*VC* 0mg	*DF* 0.4g	*NaCl* 0.0g

b みそ汁

みそ 10g	ねぎ 10g	カットわかめ 0.3g		
E 22kcal	*P* 1.4g	*F* 0.6g	*K* 57mg	*Ca* 16mg
Fe 0.4mg	*VE* 0.1mg	*VC* 1mg	*DF* 0.8g	*NaCl* 1.3g

c ささみの酒蒸し，梅あんかけ

鶏ささみ 100g　酒 2g　塩 0.5g　こしょう 梅びしお 8g　だし汁　みりん 0.5g　片栗粉 0.5g				
E 127kcal	*P* 23.1g	*F* 0.9g	*K* 439mg	*Ca* 6mg
Fe 0.8mg	*VE* 0.2mg	*VC* 2mg	*DF* 0.1g	*NaCl* 1.2g

d 豚肉と高菜の炒め物

豚かたロース肉（脂身つき） 30g　高菜漬け 10g　キャベツ 50g ピーマン 10g　砂糖 1g　しょうゆ 5g　酒 1g　油 2g				
E 121kcal	*P* 6.7g	*F* 7.9g	*K* 277mg	*Ca* 40mg
Fe 0.7mg	*VE* 0.6mg	*VC* 31mg	*DF* 1.7g	*NaCl* 1.3g

e ごぼうのごま和え

ごぼう 30g	しょうゆ 3g	炒りごま 0.3g	酢 1.5g
E 24kcal	*P* 0.8g	*F* 0.2g	*K* 109mg	*Ca* 18mg
Fe 0.3mg	*VE* 0.2mg	*VC* 1mg	*DF* 1.7g	*NaCl* 0.4g

f チンゲンサイとハムの辛し和え

チンゲンサイ(ゆで) 50g	ロースハム 10g		
練りからし 0.5g	しょうゆ 3g		
E 29kcal	*P* 2.4g	*F* 1.5g	*K* 164mg	*Ca* 62mg
Fe 0.5mg	*VE* 0.5mg	*VC* 13mg	*DF* 0.8g	*NaCl* 0.8g

つくり方

c ささみの酒蒸し，梅あんかけ ❶ささみは，酒，塩，こしょうをふり，酒蒸しにする。▶❷鍋に梅びしお，だし汁，みりんを入れて沸騰させ，水溶き片栗粉でとろみをつける。▶❸食べやすい大きさに切ったささみを器に盛りつけ，上から❷をかける。

d 豚肉と高菜の炒め物 ❶豚肉，キャベツ，ピーマンは食べやすい大きさに切る。▶❷フライパンに油を熱し，豚肉を炒める。豚肉の色が変わってきたら，キャベツとピーマンを加える。▶❸野菜がしんなりしてきたら，高菜漬けを加え，砂糖，しょうゆ，酒で味を調える。

e ごぼうのごま和え ❶ごぼうは細切りにし，ゆでる。▶❷酢，しょうゆ，ごまを混ぜ，❶と和える。

f チンゲンサイとハムの辛し和え ❶チンゲンサイはゆでて食べやすい大きさに切る。ハムは短冊切りにする。▶❷練りからしとしょうゆを混ぜ合わせ，❶と和える。

total

E 608kcal	*P* 39.3g	*F* 11.8g	*K* 1,116mg	*Ca* 146mg
Fe 3.3mg	*VE* 1.6mg	*VC* 48mg	*DF* 5.5g	*NaCl* 5.1g

肉	豚かたロース

- ゆで豚
- 白菜とかに缶の和え物
- にらともやしのピリ辛炒め
- 冷奴
- 米飯
- みそ汁

a 米飯

米　80g

| *E* 285kcal | *P* 4.9g | *F* 0.7g | *K* 70mg | *Ca* 4mg |
| *Fe* 0.6mg | *VE* 0.1mg | *VC* 0mg | *DF* 0.4g | *NaCl* 0.0g |

b みそ汁

みそ　10g　　しいたけ　5g　　あさつき　3g

| *E* 21kcal | *P* 1.5g | *F* 0.6g | *K* 62mg | *Ca* 11mg |
| *Fe* 0.4mg | *VE* 0.1mg | *VC* 1mg | *DF* 0.8g | *NaCl* 1.2g |

c ゆで豚

豚かたロース（脂身つき）　60g　　酒　3g　　大根　15g きゅうり　5g　　にんじん　5g　　しょうゆ　5g　　酢　5g 練りからし　0.5g

| *E* 168kcal | *P* 11.2g | *F* 11.7g | *K* 265mg | *Ca* 11mg |
| *Fe* 0.6mg | *VE* 0.2mg | *VC* 3mg | *DF* 0.4g | *NaCl* 0.8g |

d にらともやしのピリ辛炒め

にら　30g　　もやし　70g　　鶏ひき肉　20g　　油　1g 塩　0.5g　　こしょう　　しょうゆ　2g　　豆板醤　0.5g

| *E* 61kcal | *P* 6.3g | *F* 2.8g | *K* 266mg | *Ca* 28mg |
| *Fe* 0.8mg | *VE* 1.0mg | *VC* 13mg | *DF* 1.8g | *NaCl* 0.8g |

e 白菜とかに缶の和え物

白菜 50g	ずわいがに（水煮缶詰）	5g	しょうゆ	4g
E 13kcal	P 1.5g	F 0.1g	K 127mg	Ca 26mg
Fe 0.2mg	VE 0.2mg	VC 10mg	DF 0.7g	NaCl 0.7g

f 冷奴

木綿豆腐 75g	ねぎ 5g	しょうが 0.5g	しょうゆ 5g
E 59kcal	P 5.4g	F 3.2g	K 135mg	Ca 93mg
Fe 0.8mg	VE 0.2mg	VC 1mg	DF 0.4g	NaCl 0.7g

つくり方

c ゆで豚　❶酒をなじませた豚肉を鍋に入れ，豚肉がかぶるくらいの水を加えてゆでる。▶❷大根，きゅうり，にんじんは千切りにし，混ぜ合わせる。▶❸❶の豚肉がやわらかくなったら食べやすい大きさに切って盛り付け，❷とからし酢じょうゆを添える。

d にらともやしのピリ辛炒め　❶にらは，もやしと同じくらいの長さに切る。▶❷フライパンに油を熱し，鶏ひき肉と豆板醤を炒める。▶❸鶏ひき肉の色が変わってきたら，❶を加える。▶❹野菜がしんなりしてきたら，塩，こしょう，しょうゆで味を調える。

e 白菜とかに缶の和え物　❶かに缶は軽くほぐしておく。白菜は食べやすい大きさに切りゆでる。▶❷❶をしょうゆで和える。

total

E 608kcal	P 30.8g	F 19.0g	K 926mg	Ca 173mg
Fe 3.4mg	VE 1.7mg	VC 28mg	DF 4.4g	NaCl 4.3g

COLUMN 調理の工夫とエネルギー

　同じ素材でも，ゆでる，蒸す，焼く，揚げるなどの調理法でエネルギーは大きく変化します。ゆでる，蒸すなどの調理法の場合には，エネルギーはほとんど変化しませんが，焼いた場合は20kcal，から揚げの場合は40kcal，フライの場合は150kcal程度エネルギーが増えてしまいます。素材によっては，かき揚げにした場合，300kcalもエネルギーが増えてしまうことがあるので注意が必要です。

　揚げ物は，衣が脂を吸収するので，から揚げ，フライ，天ぷら，素揚げなど，どんな衣で料理をするかによってエネルギーが大きく変わってきます。しかも，野菜のように素材自体が油を含んでいないものは，油を使用した調理法では油が野菜（素材）に吸収されやすく，想像以上にエネルギーが高くなりやすいので注意が必要です。

　さらに，ドレッシングやマヨネーズを使用する場合は，使用量やほかの料理とのバランスに注意すること，使用頻度によってはノンオイルドレッシング，カロリーハーフのマヨネーズなど，エネルギーが低く抑えられている調味料に変えるなどの工夫も大切です。

表　調理法・調味料の違いによるエネルギーの比較

	目安量	エネルギー
ほうれんそうのお浸し	小鉢1鉢（ほうれんそう80g）	25 kcal
ほうれんそうのソテー	小鉢1鉢（ほうれんそう80g）	45 kcal
オニオンスライス	小鉢1鉢（たまねぎ1/2個）	40 kcal
たまねぎのかき揚げ	1人前（たまねぎ1/2個90g）	380 kcal
蒸し鶏	1人前（鶏むね肉80g）	180 kcal
鶏のから揚げ2個（40g×2）	1人前（鶏もも肉80g）	230 kcal
チキンカツ	1人前（鶏もも肉80g）	340 kcal
ドレッシング	大さじ1杯（15g）	60 kcal
ノンオイルドレッシング	大さじ1杯（15g）	10 kcal
マヨネーズ	大さじ1杯（12g）	80 kcal
マヨネーズ（カロリーハーフ）	大さじ1杯（12g）	40 kcal

COLUMN
肉の部位によるエネルギーの違い

　エネルギーに気をつけて食事をとる場合，肉類を敬遠する人がいますが，そうすると疲れやすくなったりする場合があります。肉類には脂の多い部位と少ない部位とがあり，脂の量が多い部位ほどエネルギーは高くなりますが，ほかの料理とのバランスなどを考えて，上手に摂取すれば，エネルギーの過剰摂取にはなりません。

　脂の多い部位を調理する場合は，蒸す・ゆでるなどの調理法を選択しましょう。一方，焼く・揚げるなど油を用いる調理法の場合は，脂の少ない部位を選択すると，食材や料理の幅が広がります。

　また，食べる肉の量によってエネルギーが変わってくるので，脂の多いものは少なめに食べる，いつもよりたくさん食べたい場合は脂の少ない部位の肉を選択するなどの工夫も大切です。

表　肉の部位別100g当たりのエネルギー量

部　位		エネルギー
牛肉（和牛）	バラ	517 kcal
	サーロイン	498 kcal
	もも	246 kcal
	もも・脂なし	220 kcal
	ヒレ	223 Kcal
豚肉	バラ	386 kcal
	ロース	263 kcal
	ロース・脂なし	202 Kcal
	もも	183 kcal
	もも・脂なし	148 kcal
	ヒレ	115 kcal
鶏肉	もも	200 kcal
	もも・皮なし	116 kcal
	むね	191 kcal
	むね・皮なし	108 kcal
	ささみ	105 kcal

魚焼 | あじ

献立：あじの塩焼き、なすと豚肉の炒め物、こまつ菜と油揚げの煮浸し、きゅうりとかぶの梅和え、切りトマト、米飯、みそ汁

a 米 飯

米　80g				
E 285kcal	*P* 4.9g	*F* 0.7g	*K* 70mg	*Ca* 4mg
Fe 0.6mg	*VE* 0.1mg	*VC* 0mg	*DF* 0.4g	*NaCl* 0.0g

b みそ汁

みそ　10g　　じゃがいも　20g　　みつば　3g				
E 35kcal	*P* 1.6g	*F* 0.6g	*K* 139mg	*Ca* 11mg
Fe 0.5mg	*VE* 0.1mg	*VC* 7mg	*DF* 0.8g	*NaCl* 1.2g

c あじの塩焼き

あじ（可食部）　70g　　塩　0.5g　　大葉　1枚 大根おろし　30g　　しょうゆ　3g				
E 93kcal	*P* 14.9g	*F* 2.5g	*K* 345mg	*Ca* 29mg
Fe 0.6mg	*VE* 0.3mg	*VC* 4mg	*DF* 0.5g	*NaCl* 1.1g

d きゅうりとかぶの梅和え

きゅうり　20g　　かぶ　20g　　梅びしお　4g				
E 15kcal	*P* 0.4g	*F* 0.1g	*K* 128mg	*Ca* 13mg
Fe 0.4mg	*VE* 0.1mg	*VC* 7mg	*DF* 0.7g	*NaCl* 1.2g

e なすと豚肉の炒め物

なす 60g	さやいんげん（ゆで） 10g	にんじん 5g
豚ひき肉 20g　油 2g　しょうが 1g　みそ 2g		
しょうゆ 3g　酒 1g　みりん 2g　豆板醤 0.5g		

| E 93kcal | P 5.1g | F 5.2g | K 258mg | Ca 22mg |
| Fe 0.6mg | VE 0.6mg | VC 4mg | DF 1.8g | NaCl 0.8g |

f こまつ菜と油揚げの煮浸し

こまつ菜 40g　油揚げ 5g　しょうゆ 3g　みりん 1g　だし汁

| E 29kcal | P 1.8g | F 1.7g | K 215mg | Ca 84mg |
| Fe 1.4mg | VE 0.4mg | VC 16mg | DF 0.8g | NaCl 0.4g |

g 切りトマト

トマト 60g　塩 0.2g

| E 11kcal | P 0.4g | F 0.1g | K 126mg | Ca 4mg |
| Fe 0.1mg | VE 0.5mg | VC 9mg | DF 0.6g | NaCl 0.2g |

つくり方

d きゅうりとかぶの梅和え　❶きゅうりは小口切り，かぶはいちょう切りにし，梅びしおで和える。

e なすと豚肉の炒め物　❶なすは半月切り，にんじんは変わり短冊，さやいんげんはゆでて食べやすい長さに切る。▶❷フライパンに油を熱し，豚ひき肉とおろししょうが，豆板醤を炒める。▶❸ひき肉の色が変わってきたら，❶を加え，さらに炒める。▶❹野菜がしんなりしてきたら，しょうゆ，みそ，酒，みりんで味をつける。

f こまつ菜と油揚げの煮浸し　❶こまつ菜はゆでて食べやすい長さに切る。▶❷油揚げは短冊に切り，油抜きをする。▶❸鍋にだし汁，しょうゆ，みりんを入れて火にかけ，沸騰したら❶，❷を加え味を含ませる。

total

| E 561kcal | P 29.0g | F 10.9g | K 1,281mg | Ca 168mg |
| Fe 4.3mg | VE 2.1mg | VC 46mg | DF 5.6g | NaCl 5.0g |

魚焼 / あじ

- 揚げだし豆腐
- あじの梅しそ巻き
- 切干大根のごま酢和え
- 米飯
- みそ汁
- キャベツのわさび和え

a 米飯

米 80g				
E 285kcal	*P* 4.9g	*F* 0.7g	*K* 70mg	*Ca* 4mg
Fe 0.6mg	*VE* 0.1mg	*VC* 0mg	*DF* 0.4g	*NaCl* 0.0g

b みそ汁

みそ 10g　かぼちゃ 20g　ねぎ 10g				
E 40kcal	*P* 1.7g	*F* 0.7g	*K* 146mg	*Ca* 16mg
Fe 0.5mg	*VE* 1.1mg	*VC* 10mg	*DF* 1.4g	*NaCl* 1.2g

c あじの梅しそ巻き

あじ 60g　梅干し 10g　小麦粉 3g　大葉 ほうれんそう（ゆで） 30g　しょうゆ 2g				
E 96kcal	*P* 13.7g	*F* 2.3g	*K* 429mg	*Ca* 47mg
Fe 0.9mg	*VE* 1.1mg	*VC* 6mg	*DF* 1.6g	*NaCl* 2.7g

d 揚げだし豆腐

木綿豆腐 60g　小麦粉 4g　揚げ油　しょうゆ 4g みりん 1g　だし汁　あさつき 2g　かつお節				
E 111kcal	*P* 4.8g	*F* 7.6g	*K* 116mg	*Ca* 75mg
Fe 0.6mg	*VE* 0.8mg	*VC* 1mg	*DF* 0.4g	*NaCl* 0.6g

魚焼

e 切干大根のごま酢和え

| 切干大根 | 10g | にんじん | 10g | かいわれ大根 | 5g |
| 炒りごま | 2g | 酢 | 5g | 砂糖 | 1g | しょうゆ | 3g |

| E 52kcal | P 1.4g | F 1.2g | K 373mg | Ca 84mg |
| Fe 1.3mg | VE 0.2mg | VC 3mg | DF 2.7g | $NaCl$ 0.5g |

f キャベツのわさび和え

| キャベツ | 40g | しょうゆ | 3g | 練りわさび | 0.3g |

| E 12kcal | P 0.8g | F 0.1g | K 93mg | Ca 18mg |
| Fe 0.2mg | VE 0.0mg | VC 16mg | DF 0.7g | $NaCl$ 0.5g |

つくり方

c あじの梅しそ巻き ❶あじは三枚に下ろす。梅干しは種を取り，軽くたたく。▶ ❷あじの表面に小麦粉をはたき，大葉と梅干しをのせ手前から巻き，ようじで止め，巻きおわりを下にして200℃のオーブンで10分焼く。▶ ❸器に❷を盛り，ほうれんそうのお浸しを添える。

d 揚げだし豆腐 ❶豆腐は水気を切り，食べやすい大きさに切る。表面に小麦粉をはたき，揚げる。▶ ❷鍋にだし汁，しょうゆ，みりんを入れて沸騰させる。▶ ❸❶を器に盛り，❷をかけ，あさつきとかつお節を散らす。

e 切干大根のごま酢和え ❶切干大根は水で戻し，やわらかくなるまでゆでる。▶ ❷にんじんは太めの千切りにし，かいわれ大根は根を取る。▶ ❸砂糖，酢，しょうゆと炒りごまを合わせ，❶，❷と和える。

f キャベツのわさび和え ❶キャベツはゆでて食べやすい大きさに切る。▶ ❷わさびじょうゆで和える。

total

| E 596kcal | P 27.2g | F 12.6g | K 1,228mg | Ca 245mg |
| Fe 4.1mg | VE 3.2mg | VC 36mg | DF 7.2g | $NaCl$ 5.5g |

| 魚焼 | いわし |

- いわしの蒲焼き
- 野菜の肉みそかけ
- こまつ菜のごま和え
- つまみ菜とわかめの酢の物
- 米 飯
- みそ汁

a 米 飯

| 米　80g |

| *E* 285kcal | *P* 4.9g | *F* 0.7g | *K* 70mg | *Ca* 4mg |
| *Fe* 0.6mg | *VE* 0.1mg | *VC* 0mg | *DF* 0.4g | *NaCl* 0.0g |

b みそ汁

| みそ　10g　　なめこ　10g　　ねぎ　10g |

| *E* 23kcal | *P* 1.5g | *F* 0.6g | *K* 77mg | *Ca* 14mg |
| *Fe* 0.5mg | *VE* 0.1mg | *VC* 1mg | *DF* 1.0g | *NaCl* 1.2g |

c いわしの蒲焼き

| いわし　70g　　しょうゆ　5g　　酒　2g　　みりん　2g
砂糖　1g　　油　1g　　パセリ　　ミニトマト　10g |

| *E* 178kcal | *P* 14.4g | *F* 10.7g | *K* 266mg | *Ca* 52mg |
| *Fe* 1.4mg | *VE* 0.7mg | *VC* 3mg | *DF* 0.1g | *NaCl* 0.9g |

d 野菜の肉みそかけ

| なす　40g　　にんじん　20g　　オクラ(ゆで)　15g
鶏ひき肉　20g　　しょうが　2g　　みそ　6g　　砂糖　1g
みりん　2g　　だし汁 |

| *E* 75kcal | *P* 5.8g | *F* 2.1g | *K* 268mg | *K* 35mg |
| *Fe* 0.7mg | *VE* 0.5mg | *VC* 3mg | *DF* 2.5g | *NaCl* 0.8g |

e こまつ菜のごま和え

| こまつ菜（ゆで） | 50g | 炒りごま | 1g | 砂糖 | 0.5g |
| しょうゆ | 3g | | | | |

| E 18kcal | P 1.2g | F 0.6g | K 86mg | Ca 88mg |
| Fe 1.2mg | VE 0.8mg | VC 11mg | DF 1.3g | $NaCl$ 0.4g |

f つまみ菜とわかめの酢の物

| つまみ菜 | 50g | カットわかめ | 0.3g | みょうが | 5g |
| 酢 | 6g | 塩 | 0.6g | | |

| E 13kcal | P 1.1g | F 0.2g | K 238mg | Ca 109mg |
| Fe 1.7mg | VE 0.7mg | VC 24mg | DF 1.4g | $NaCl$ 0.7g |

つくり方

c いわしの蒲焼き ❶いわしは三枚に下ろし，砂糖，しょうゆ，みりん，酒を合わせた調味液に15分程度つけ込む。▶ ❷フライパンに油を熱し，❶を焼く。火が通ってきたら，調味液も加えからませる。▶ ❸器に❷を盛り付け，パセリとミニトマトを添える。

d 野菜の肉みそかけ ❶なすとにんじんはスティック状に切り，ゆでる。▶ ❷鍋にだし汁，おろししょうが，みそ，砂糖，みりん，鶏ひき肉を入れて火にかけ，沸騰させる。▶ ❸ ❷の鶏ひき肉に火が通ったら，器に❶とゆでたオクラを盛り付け❷をかける。

e こまつ菜のごま和え ❶こまつ菜はゆでて食べやすい長さに切る。▶ ❷砂糖，しょうゆ，炒りごまを合わせ，❶と和える。

f つまみ菜とわかめの酢の物 ❶つまみ菜はゆでる。わかめは水でもどす。みょうがは刻む。▶ ❷塩と酢を合わせ，❶と和える。

total

| E 592kcal | P 28.8g | F 14.9g | K 1,005mg | Ca 301mg |
| Fe 6.1mg | VE 2.8mg | VC 42mg | DF 6.7g | $NaCl$ 4.1g |

魚焼 かじき

- かじきのしょうが焼き
- ゆずみそ大根
- はるさめの五目和え
- さやいんげんのごま和え
- 米飯
- みそ汁

a 米 飯

米 80g				
E 285kcal	P 4.9g	F 0.7g	K 70mg	Ca 4mg
Fe 0.6mg	VE 0.1mg	VC 0mg	DF 0.4g	NaCl 0.0g

b みそ汁

みそ 10g　じゃがいも 20g　みつば 3g				
E 35kcal	P 1.6g	F 0.6g	K 139mg	Ca 11mg
Fe 0.5mg	VE 0.1mg	VC 7mg	DF 0.8g	NaCl 1.2g

c かじきのしょうが焼き

かじきまぐろ 70g　しょうが 1g　みりん 2g　砂糖 1g しょうゆ 6g　油 1g　ブロッコリー(ゆで) 30g　マヨネーズ				
E 145kcal	P 17.8g	F 6.0g	K 348mg	Ca 16mg
Fe 0.8mg	VE 2.0mg	VC 18mg	DF 1.1g	NaCl 1.1g

d はるさめの五目和え

はるさめ(乾) 10g　にんじん 10g　もやし 20g　しばえび 10g 酒 1g　卵 10g　油 0.5g　さやえんどう(ゆで) 5g しょうゆ 5g　ごま油 0.6g　酢 1.5g　砂糖 1.5g　炒りごま 1g				
E 93kcal	P 4.3g	F 2.8g	K 116mg	Ca 34mg
Fe 0.7mg	VE 0.4mg	VC 5mg	DF 1.2g	NaCl 0.8g

e ゆずみそ大根

| 大根　50g | みそ　5g | みりん　1g | だし汁 |
| ゆず（果汁）　1g | | | |

| *E* 21kcal | *P* 0.9g | *F* 0.4g | *K* 136mg | *Ca* 17mg |
| *Fe* 0.3mg | *VE* 0.0mg | *VC* 6mg | *DF* 0.9g | *NaCl* 0.6g |

f さやいんげんのごま和え

| さやいんげん（ゆで）　40g | しょうゆ　3g | 炒りごま　0.5g |

| *E* 16kcal | *P* 1.1g | *F* 0.4g | *K* 122mg | *Ca* 30mg |
| *Fe* 0.4mg | *VE* 0.1mg | *VC* 2mg | *DF* 1.1g | *NaCl* 0.4g |

つくり方

c かじきのしょうが焼き　❶かじきはおろししょうが，みりん，砂糖，しょうゆにつけ込む。▶❷フライパンに油を熱し，❶を焼く。火が通ってきたら❶のつけ汁も加え，照りを出す。▶❸器に❷を盛り付け，ゆでたブロッコリーとマヨネーズを添える。

d はるさめの五目和え　❶しばえびは酒をふり蒸す。卵は錦糸卵にする。▶❷にんじんはもやしと同じくらいの細切りにしゆでる。もやしとはるさめもゆでる。さやえんどうもゆでて細切りにする。▶❸砂糖，しょうゆ，酢，炒りごま，ごま油を合わせ，❶，❷と和える。

e ゆずみそ大根　❶大根は半月切りにし，やわらかくなるまでゆでる。▶❷鍋にだし汁と，みそ，みりんを入れて火にかける。照りが出てきたら火を止め，ゆず果汁を加える。▶❸器に❶を盛り，❷をかける。

f さやいんげんのごま和え　❶さやいんげんはゆでて食べやすい長さに切る。▶❷しょうゆと炒りごまを合わせ，❶と和える。

total

| *E* 594kcal | *P* 30.6g | *F* 10.8g | *K* 931mg | *Ca* 113mg |
| *Fe* 3.3mg | *VE* 2.7mg | *VC* 39mg | *DF* 5.6g | *NaCl* 4.3g |

魚焼

魚 焼 | かじき

- 鶏肉と冬瓜の煮物
- かじきの豆板醤ムニエル
- そらまめとコーンのしょうが和え
- 米飯
- みそ汁
- 切りトマト

a 米 飯

米 80g				
E 285kcal	*P* 4.9g	*F* 0.7g	*K* 70mg	*Ca* 4mg
Fe 0.6mg	*VE* 0.1mg	*VC* 0mg	*DF* 0.4g	*NaCl* 0.0g

b みそ汁

みそ 10g　もやし 10g　卵 5g				
E 28kcal	*P* 2.1g	*F* 1.1g	*K* 52mg	*Ca* 14mg
Fe 0.5mg	*VE* 0.1mg	*VC* 1mg	*DF* 0.6g	*NaCl* 1.3g

c かじきの豆板醤ムニエル

かじきまぐろ 70g　塩 0.2g　こしょう　小麦粉 3g 油 2g　しょうゆ 4g　酒 2g　コンソメ 0.3g　豆板醤 0.1g 片栗粉 0.5g　さやいんげん(ゆで) 30g　トマト 30g				
E 166kcal	*P* 19.5g	*F* 3.7g	*K* 491mg	*Ca* 26mg
Fe 1.2mg	*VE* 1.4mg	*VC* 6mg	*DF* 4.4g	*NaCl* 1.1g

d 鶏肉と冬瓜の煮物

鶏もも肉(皮つき) 20g　冬瓜 60g　油 1g　だし汁 砂糖 1g　酒 2g　しょうゆ 5g　みりん 1g　あさつき 2g				
E 71kcal	*P* 4.0g	*F* 3.9g	*K* 200mg	*Ca* 14mg
Fe 0.3mg	*VE* 0.2mg	*VC* 25mg	*DF* 0.8g	*NaCl* 0.7g

e そらまめとコーンのしょうが和え

そらまめ(ゆで)	40g	コーン(粒缶詰)	10g	しょうが	1g
E 55kcal	P 4.7g	F 0.1g	K 183mg	Ca 10mg	
Fe 0.9mg	VE 0.0mg	VC 7mg	DF 2.0g	NaCl 0.5g	

f 切りトマト

トマト	60g	塩	0.2g		
E 11kcal	P 0.4g	F 0.1g	K 126mg	Ca 4mg	
Fe 0.1mg	VE 0.5mg	VC 9mg	DF 0.6g	NaCl 0.2g	

つくり方

c かじきの豆板醤ムニエル ❶かじきは塩，こしょうをふり，小麦粉を表面にはたき，油を熱したフライパンでムニエルをつくる。▶❷鍋に，コンソメ，水30mL，しょうゆ，酒，豆板醤を入れて沸騰させ，水溶き片栗粉でとろみをつける。▶❸器に❶を盛り付け❷をかけ，ゆでたさやいんげんとトマトを添える。

d 鶏肉と冬瓜の煮物 ❶冬瓜はひと口大に切る。▶❷鍋に油を熱し，鶏肉を炒める。鶏肉の色が変わってきたら酒をふり入れ，冬瓜を加える。▶❸冬瓜のまわりが透き通ってきたらだし汁を加える。冬瓜がやわらかくなったら，砂糖，しょうゆ，みりんで調味し味を含ませる。▶❹器に❸を盛り付け，小口切りのあさつきを散らす。

e そらまめとコーンのしょうが和え ❶そらまめはゆでて皮をむく。▶❷おろししょうが，しょうゆを合わせ，❶，コーンと和える。

total

E 618kcal	P 35.6g	F 9.6g	K 1,122mg	Ca 72mg
Fe 3.7mg	VE 2.4mg	VC 48mg	DF 8.8g	NaCl 3.8g

魚焼 | きんめだい

- きゃべつとわかめの煮浸し
- じゃがいもと豚ひき肉の炒め煮
- きんめだいの風味焼き
- きゅうりの中華和え
- 米 飯
- みそ汁

a 米 飯

| 米 80g |

| *E* 285kcal | *P* 4.9g | *F* 0.7g | *K* 70mg | *Ca* 4mg |
| *Fe* 0.6mg | *VE* 0.1mg | *VC* 0mg | *DF* 0.4g | *NaCl* 0.0g |

b みそ汁

| みそ 10g 卵 15g にら 5g |

| *E* 43kcal | *P* 3.2g | *F* 2.2g | *K* 83mg | *Ca* 20mg |
| *Fe* 0.7mg | *VE* 0.3mg | *VC* 1mg | *DF* 0.6g | *NaCl* 1.3g |

c きんめだいの風味焼き

| きんめだい 70g　しょうが 1g　みりん 2g　しょうゆ 6g　炒りごま 0.3g　ごま油 1g |

| *E* 132kcal | *P* 13.0g | *F* 7.5g | *K* 258mg | *Ca* 27mg |
| *Fe* 0.3mg | *VE* 1.2mg | *VC* 1mg | *DF* 0.1g | *NaCl* 0.9g |

d じゃがいもと豚ひき肉の炒め煮

| じゃがいも 70g　豚ひき肉 20g　しいたけ 10g　にんじん 10g　さやいんげん(ゆで) 10g　酒 1g　砂糖 1g　しょうゆ 6g　だし汁　油 2g |

| *E* 133kcal | *P* 5.8g | *F* 5.2g | *K* 456mg | *Ca* 14mg |
| *Fe* 0.7mg | *VE* 0.4mg | *VC* 27mg | *DF* 1.8g | *NaCl* 0.9g |

e キャベツとわかめの煮浸し

| キャベツ 40g | カットわかめ（水もどし） 5g |
| しょうゆ 4g | ごま油 0.3g　　だし汁 |

E 15kcal　　*P* 0.9g　　*F* 0.4g　　*K* 99mg　　*Ca* 25mg
Fe 0.2mg　　*VE* 0.0mg　　*VC* 16mg　　*DF* 0.8g　　*NaCl* 0.6g

f きゅうりの中華和え

| きゅうり 40g　塩 0.3g　しょうゆ 3g　酢 2g |
| 豆板醤 0.2g |

E 8kcal　　*P* 0.6g　　*F* 0.0g　　*K* 92mg　　*Ca* 11mg
Fe 0.2mg　　*VE* 0.1mg　　*VC* 6mg　　*DF* 0.4g　　*NaCl* 0.8g

つくり方

c きんめだいの風味焼き　❶おろししょうが，みりん，しょうゆを合わせ，きんめだいを30分つけ込む。▶❷グリルに❶をのせ，ごま油をぬり，ごまをふりかけ焼く。

d じゃがいもと豚ひき肉の炒め煮　❶じゃがいも，しいたけ，にんじんは食べやすい大きさの乱切りにし，さやいんげんはゆでて食べやすい長さに切る。▶❷鍋に油を熱し，途中，酒をふり入れながら豚ひき肉を炒める。肉の色が変わってきたらじゃがいも，にんじん，しいたけを加え，さらに炒める。▶❸じゃがいものまわりが透き通ってきたら，だし汁を加える。▶❹じゃがいもに火が通ったら，砂糖，しょうゆを加え味を含ませ，最後にさやいんげんを加える。

e キャベツとわかめの煮浸し　❶キャベツはゆでて食べやすい大きさに切る。▶❷鍋にだし汁としょうゆを入れ，沸騰させる。❶と水でもどしたわかめを加え，味がなじんだらごま油を加える。

f きゅうりの中華和え　❶きゅうりは乱切りにし，塩をふりかけしんなりさせる。▶❷しょうゆ，酢，豆板醤を合わせ，❶と和える。

total

E 617kcal　　*P* 28.4g　　*F* 15.9g　　*K* 1,059mg　　*Ca* 102mg
Fe 2.8mg　　*VE* 2.2mg　　*VC* 51mg　　*DF* 4.2g　　*NaCl* 4.5g

魚
焼

魚焼 きんめだい

- きゃべつの梅かつお和え
- 牛肉の卵とじ
- きんめだいの粕漬け
- 鶏ささみのおろし和え
- 米飯
- みそ汁

a 米飯

米 80g				
E 285kcal	P 4.9g	F 0.7g	K 70mg	Ca 4mg
Fe 0.6mg	VE 0.1mg	VC 0mg	DF 0.4g	NaCl 0.0g

b みそ汁

みそ 10g	白菜 20g	にんじん 5g		
E 24kcal	P 1.4g	F 0.6g	K 96mg	Ca 20mg
Fe 0.5mg	VE 0.1mg	VC 4mg	DF 0.9g	NaCl 1.2g

c きんめだいの粕漬け

きんめだい 70g　酒粕 5g　みりん 3g　砂糖 0.5g サラダ菜 1g				
E 133kcal	P 13.2g	F 6.4g	K 237mg	Ca 23mg
Fe 0.3mg	VE 1.2mg	VC 1mg	DF 0.3g	NaCl 0.1g

d 牛肉の卵とじ

牛かたロース肉（脂身つき） 20g　たまねぎ 30g　卵 50g だし汁　しょうゆ 6g　みりん 2g　酒 1g　みつば 2g				
E 146kcal	P 10.7g	F 8.7g	K 214mg	Ca 36mg
Fe 1.3mg	VE 0.7mg	VC 3mg	DF 0.5g	NaCl 1.1g

e キャベツの梅かつお和え

キャベツ	50g	梅びしお	5g	かつお節	1g

E 25kcal　　P 1.5g　　F 0.2g　　K 119mg　　Ca 23mg
Fe 0.6mg　　VE 0.1mg　　VC 21mg　　DF 1.0g　　$NaCl$ 0.4g

f 鶏ささみのおろし和え

鶏ささみ	10g	酒	1g	大根	60g	しょうゆ	5g
あおのり	0.5g						

E 27kcal　　P 3.1g　　F 0.1g　　K 203mg　　Ca 20mg
Fe 0.6mg　　VE 0.0mg　　VC 8mg　　DF 1.0g　　$NaCl$ 0.8g

つくり方

c きんめだいの粕漬け　❶酒粕に砂糖，みりんを混ぜ合わせ，きんめだいをつけ込む。▶ ❷❶をグリルで30分焼き上げる。▶ ❸サラダ菜とともに盛り付ける。

d 牛肉の卵とじ　❶牛肉とたまねぎは食べやすい大きさに切る。▶ ❷鍋にだし汁を入れて火にかけ，沸騰したら❶，酒を加える。火が通ってきたらしょうゆ，みりんも加える。▶ ❸具に味がしみ込んできたら溶き卵を回し入れ，卵とじをつくる。最後にみつばを散らす。

e キャベツの梅かつお和え　❶キャベツはゆでて食べやすい大きさに切る。▶ ❷❶を梅びしおとかつお節で和える。

f 鶏ささみのおろし和え　❶鶏ささみは酒蒸しにして割く。▶ ❷大根おろしに❶をのせ，しょうゆとあおのりを添える。

total

E 639kcal　　P 34.8g　　F 16.7g　　K 940mg　　Ca 125mg
Fe 3.8mg　　VE 2.2mg　　VC 36mg　　DF 4.1g　　$NaCl$ 3.6g

魚焼

| 魚焼 | さけ |

アスパラガスの
ごま和え

大豆の
炒り煮

さけの塩焼き

ゆでなす

米 飯　　みそ汁

a 米 飯

| 米　80g |

| *E* 285kcal | *P* 4.9g | *F* 0.7g | *K* 70mg | *Ca* 4mg |
| *Fe* 0.6mg | *VE* 0.1mg | *VC* 0mg | *DF* 0.4g | *NaCl* 0.0g |

b みそ汁

| みそ　10g　　キャベツ　20g　　えのきたけ　5g |

| *E* 25kcal | *P* 1.6g | *F* 0.7g | *K* 95mg | *Ca* 19mg |
| *Fe* 0.5mg | *VE* 0.1mg | *VC* 8mg | *DF* 1.0g | *NaCl* 1.2g |

c さけの塩焼き

| さけ　70g　　塩　0.5g　　レモン　10g |

| *E* 148kcal | *P* 13.8g | *F* 9.0g | *K* 259mg | *Ca* 15mg |
| *Fe* 0.2mg | *VE* 1.4mg | *VC* 11mg | *DF* 0.5g | *NaCl* 0.6g |

d 大豆の炒り煮

| 大豆(乾)　10g　　干ししいたけ　2g　　にんじん　5g
ツナ缶(油漬け)　5g　　油　1g　　みりん　2g　　みそ　1g
しょうゆ　4g　　干ししいたけのもどし汁　　グリンピース(ゆで)　5g |

| *E* 87kcal | *P* 5.5g | *F* 4.5g | *K* 282mg | *Ca* 29mg |
| *Fe* 1.2mg | *VE* 0.7mg | *VC* 1mg | *DF* 3.0g | *NaCl* 0.8g |

e アスパラガスのごま和え

アスパラガス（ゆで）	40g	炒りごま	1g	しょうゆ	3g
E 18kcal	*P* 1.5g	*F* 0.6g	*K* 120mg	*Ca* 20mg	
Fe 0.4mg	*VE* 0.6mg	*VC* 6mg	*DF* 1.0g	*NaCl* 0.4g	

f ゆでなす

なす 60g	みょうが 3g	しょうゆ 5g			
E 17kcal	*P* 1.1g	*F* 0.1g	*K* 158mg	*Ca* 13mg	
Fe 0.3mg	*VE* 0.2mg	*VC* 2mg	*DF* 1.4g	*NaCl* 0.7g	

つくり方

d 大豆の炒り煮 ❶大豆は一晩水につけ，やわらかくなるまでゆでる。▶❷にんじんと水でもどした干ししいたけは，食べやすい大きさの乱切りにする。▶❸鍋に油を熱し，にんじんを炒める。にんじんに油がまわったら，干ししいたけのもどし汁を加える。▶❹にんじんに火が通ってきたら，干ししいたけ，ツナ缶，❶，しょうゆ，みそ，みりんを加え，煮汁がなくなるまで煮含める。▶❺グリンピースを散らす。

e アスパラガスのごま和え ❶アスパラガスはゆでて食べやすい長さに切る。▶❷❶をごまとしょうゆで和える。

f ゆでなす ❶なすはへたを取り，やわらかくゆでる。▶❷❶を食べやすい大きさに切り，器に盛り付け，刻んだみょうがとしょうゆを添える。

total

E 580kcal	*P* 28.4g	*F* 15.5g	*K* 984mg	*Ca* 100mg
Fe 3.3mg	*VE* 3.2mg	*VC* 29mg	*DF* 7.3g	*NaCl* 3.7g

魚焼　さけ

献立：
- 焼き豆腐の旨煮
- さけの蒲焼き風
- キャベツのみそマヨネーズ和え
- かぶの浅漬け
- 米飯
- みそ汁

a 米飯

米　80g				
E 285kcal	*P* 4.9g	*F* 0.7g	*K* 70mg	*Ca* 4mg
Fe 0.6mg	*VE* 0.1mg	*VC* 0mg	*DF* 0.4g	*NaCl* 0.0g

b みそ汁

みそ　10g　　さといも　20g　　あさつき　2g				
E 31kcal	*P* 1.6g	*F* 0.6g	*K* 173mg	*Ca* 12mg
Fe 0.5mg	*VE* 0.2mg	*VC* 2mg	*DF* 1.0g	*NaCl* 1.2g

c さけの蒲焼き風

さけ　70g　　しょうゆ　6g　　酒　2g　　みりん　6g				
E 118kcal	*P* 16.2g	*F* 3.2g	*K* 290mg	*Ca* 9mg
Fe 0.4mg	*VE* 0.9mg	*VC* 0mg	*DF* 0.0g	*NaCl* 0.9g

d 焼き豆腐の旨煮

焼き豆腐　50g　　牛かた肉（脂身つき）　10g　　酒　1g しらたき　20g　　ねぎ　30g　　えのきたけ　10g 春菊　7g　　油　1g　　しょうゆ　8g　　みりん　2g				
E 96kcal	*P* 7.0g	*F* 5.0g	*K* 231mg	*Ca* 110mg
Fe 1.4mg	*VE* 0.4mg	*VC* 5mg	*DF* 2.1g	*NaCl* 1.2g

e キャベツのみそマヨネーズ和え

| キャベツ 50g | 塩 0.2g | ちくわ 10g | みそ 2g |
| マヨネーズ 5g | | | |

| *E* 59kcal | *P* 2.7g | *F* 3.9g | *K* 119mg | *Ca* 27mg |
| *Fe* 0.3mg | *VE* 0.6mg | *VC* 21mg | *DF* 1.0g | *NaCl* 0.8g |

f かぶの浅漬け

| かぶ 30g | かぶの葉 3g | 塩 0.8g |

| *E* 7kcal | *P* 0.3g | *F* 0.0g | *K* 95mg | *Ca* 15mg |
| *Fe* 0.2mg | *VE* 0.1mg | *VC* 8mg | *DF* 0.5g | *NaCl* 0.8g |

つくり方

c さけの蒲焼き風 ❶しょうゆ，酒，みりんを合わせ，さけを30分つけ込む。▶ ❷❶をグリルで焼き上げる。

d 焼き豆腐の旨煮 ❶焼き豆腐，ねぎ，えのきたけ，春菊は食べやすい大きさに切る。▶ ❷しらたきは熱湯に通し，食べやすい大きさに切る。▶ ❸鍋に油を熱し，牛肉を炒める。牛肉の色が変わってきたら水30ccを加え，沸騰させる。▶ ❹アクを取り除いたら，焼き豆腐，ねぎ，えのきたけ，しらたきを加え，材料がやわらかくなってきたらしょうゆ，みりん，酒を加える。▶ ❺出来上がり直前に春菊を加える。

e キャベツのみそマヨネーズ和え ❶キャベツはゆでて食べやすい大きさに切り，塩をふる。ちくわも食べやすい大きさに切る。▶ ❷みそとマヨネーズを合わせ，❶と和える。

f かぶの浅漬け ❶かぶは薄いいちょう切りにし，かぶの葉は食べやすい大きさに切る。▶ ❷❶に塩をふり，重石をする。

total

| *E* 596kcal | *P* 32.7g | *F* 13.4g | *K* 978mg | *Ca* 178mg |
| *Fe* 3.4mg | *VE* 2.3mg | *VC* 35mg | *DF* 5.1g | *NaCl* 5.0g |

魚 焼オーブン

さけ

- ジャーマンポテト
- 白菜とかに缶の旨煮
- さけとほうれんそうのグラタン
- フルーツ
- 米 飯
- コンソメスープ

a 米 飯

米 80g				
E 285kcal	P 4.9g	F 0.7g	K 70mg	Ca 4mg
Fe 0.6mg	VE 0.1mg	VC 0mg	DF 0.4g	NaCl 0.0g

b コンソメスープ

コンソメ 0.5g 塩 1g こしょう エリンギ 20g				
E 6kcal	P 0.8g	F 0.1g	K 94mg	Ca 1mg
Fe 0.1mg	VE 0.0mg	VC 0mg	DF 0.9g	NaCl 1.2g

c さけとほうれんそうのグラタン

さけ 20g 塩 0.1g こしょう ほうれんそう(ゆで) 20g たまねぎ 20g 油 3.5g バター 2g 小麦粉 8g 牛乳 40g 塩 0.8g こしょう 粉チーズ 2g				
E 154kcal	P 8.1g	F 8.4g	K 278mg	Ca 93mg
Fe 0.4mg	VE 1.4mg	VC 6mg	DF 1.2g	NaCl 1.1g

d 白菜とかに缶の旨煮

白菜 70g ずわいがに(水煮缶詰) 10g 油 1g にんじん 10g 塩 0.4g コンソメ 0.5g 片栗粉 1g				
E 34kcal	P 2.3g	F 1.1g	K 186mg	Ca 40mg
Fe 0.3mg	VE 0.5mg	VC 14mg	DF 1.2g	NaCl 0.8g

魚焼オーブン

e ジャーマンポテト

| じゃがいも 50g | ベーコン 10g | 油 2g | 塩 0.3g |
| こしょう | | | |

| E 97kcal | P 2.1g | F 6.0g | K 226mg | Ca 2mg |
| Fe 0.3mg | VE 0.3mg | VC 21mg | DF 0.7g | $NaCl$ 0.5g |

f フルーツ

| いちご 45g |

| E 15kcal | P 0.4g | F 0.0g | K 77mg | Ca 8mg |
| Fe 0.1mg | VE 0.2mg | VC 28mg | DF 0.6g | $NaCl$ 0.0g |

つくり方

c さけとほうれんそうのグラタン ❶さけは塩，こしょうをふりかけグリルで焼き，軽くほぐす。ほうれんそうはゆでて食べやすい長さに切る。たまねぎはスライスする。▶❷フライパンに油とバターを熱し，たまねぎを炒める。たまねぎがしんなりしてきたら小麦粉を加え，さらに炒める。▶❸小麦粉の粉っぽさがなくなってきたら牛乳を少しずつ加え，ダマにならないように手早くかき混ぜる。▶❹❸に塩，こしょう，さけ，ほうれんそうを加え，ひと混ぜする。▶❺耐熱性の器に❹を流し入れ，粉チーズをかけて250℃のオーブン上段で15～20分焼き上げる。

d 白菜とかに缶の旨煮 ❶白菜は食べやすい大きさに切る。にんじんは短冊切り，かに缶は軽くほぐす。▶❷鍋に油を熱し，にんじんを炒める。にんじんがしんなりしてきたら白菜も加え，さらに炒める。▶❸❷に水を加え，材料がやわらかくなるまで煮る。▶❹❸に塩，コンソメを加え，水溶き片栗粉でとろみをつける。

e ジャーマンポテト ❶じゃがいもは拍子木切りにし，電子レンジに7分くらいかけ，やわらかくする。▶❷ベーコンは5mmくらいの幅に切る。▶❸フライパンに油を熱し，❷を炒める。火が通ったら❶を加え，さらに炒める。▶❹じゃがいもに火が通ったら，塩，こしょうで味を調える。

total

| E 592kcal | P 18.5g | F 16.4g | K 931mg | Ca 148mg |
| Fe 1.8mg | VE 2.5mg | VC 68mg | DF 5.0g | $NaCl$ 3.6g |

魚焼 / さば

さばの塩焼き / 大根とさつま揚げの炒め煮 / 三色ソテー / かぶの甘酢漬け / 米飯 / みそ汁 / キャベツとしばえびのしょうが和え

a 米 飯

米 80g				
E 285kcal	P 4.9g	F 0.7g	K 70mg	Ca 4mg
Fe 0.6mg	VE 0.1mg	VC 0mg	DF 0.4g	NaCl 0.0g

b みそ汁

みそ 10g　　ねぎ 10g　　油揚げ 5g				
E 41kcal	P 2.2g	F 2.3g	K 59mg	Ca 28mg
Fe 0.6mg	VE 0.1mg	VC 1mg	DF 0.8g	NaCl 1.2g

c さばの塩焼き

さば 70g　　塩 0.7g				
E 141kcal	P 14.5g	F 8.5g	K 225mg	Ca 6mg
Fe 0.8mg	VE 0.6mg	VC 0mg	DF 0.0g	NaCl 1.0g

d かぶの甘酢漬け

かぶ 30g　　かぶの葉 5g　　塩 0.3g　　砂糖 0.7g　　酢 3g				
E 10kcal	P 0.3g	F 0.0g	K 101mg	Ca 20mg
Fe 0.2mg	VE 0.2mg	VC 10mg	DF 0.6g	NaCl 0.3g

e 大根とさつま揚げの炒め煮

| 大根 70g | さつま揚げ 20g | にんじん 10g | 油 1g | だし汁 |
| 砂糖 1g | みりん 1g | しょうゆ 5g | グリンピース（ゆで） 3g | |

| *E* 66kcal | *P* 3.5g | *F* 1.8g | *K* 231mg | *Ca* 34mg |
| *Fe* 0.5mg | *VE* 0.3mg | *VC* 9mg | *DF* 1.5g | *NaCl* 1.1g |

f 三色ソテー

| もやし 40g | ピーマン 5g | コーン（粒缶詰） 5g |
| 油 1g | 塩 0.5g | こしょう |

| *E* 21kcal | *P* 1.0g | *F* 1.0g | *K* 45mg | *Ca* 7mg |
| *Fe* 0.2mg | *VE* 0.2mg | *VC* 8mg | *DF* 0.8g | *NaCl* 0.5g |

g キャベツとしばえびのしょうが和え

| キャベツ 40g | しばえび 5g | 酒 1g | しょうが 1g | しょうゆ 3g |

| *E* 17kcal | *P* 1.7g | *F* 0.1g | *K* 107mg | *Ca* 21mg |
| *Fe* 0.2mg | *VE* 0.1mg | *VC* 17mg | *DF* 0.7g | *NaCl* 0.5g |

つくり方

d かぶの甘酢漬け ❶かぶはいちょう切り，かぶの葉は食べやすい大きさに切り，塩をふりかける。▶❷砂糖と酢を混ぜ合わせ，水気を切った❶と和える。

e 大根とさつま揚げの炒め煮 ❶大根，にんじん，さつま揚げは乱切りにしておく。▶❷鍋に油を熱し，にんじんを炒める。にんじんに油がまわったら，大根も加えてさらに炒める。▶❸❷にだし汁を加え，材料がやわらかくなるまで煮る。▶❹❸にさつま揚げと砂糖，しょうゆ，みりんを加え，煮汁がなくなるまで煮る。▶❺ゆでたグリンピースを散らす。

f 三色ソテー ❶ピーマンは細切りにする。▶❷フライパンに油を熱し，もやしと❶を炒める。しんなりしてきたらコーンと塩，こしょうを加え，味を調える。

g キャベツとしばえびのしょうが和え ❶しばえびは酒蒸しにする。キャベツはゆでて食べやすい大きさに切る。▶❷おろししょうがとしょうゆを合わせ，❶と和える。

total

| *E* 582kcal | *P* 28.1g | *F* 14.5g | *K* 838mg | *Ca* 120mg |
| *Fe* 3.1mg | *VE* 1.6mg | *VC* 45mg | *DF* 4.8g | *NaCl* 4.6g |

魚焼 さわら

- こまつ菜のわさび和え
- ひじきと大豆の煮付け
- さわらの西京漬け
- 米飯
- みそ汁
- 冷奴

a 米 飯

米 80g				
E 285kcal	*P* 4.9g	*F* 0.7g	*K* 70mg	*Ca* 4mg
Fe 0.6mg	*VE* 0.1mg	*VC* 0mg	*DF* 0.4g	*NaCl* 0.0g

b みそ汁

みそ 10g	しめじ 20g	みつば 3g		
E 23kcal	*P* 1.7g	*F* 0.7g	*K* 117mg	*Ca* 11mg
Fe 0.6mg	*VE* 0.1mg	*VC* 0mg	*DF* 1.2g	*NaCl* 1.2g

c さわらの西京漬け

さわら 70g　甘みそ 10g　砂糖 2g　みりん 3g
大葉 1g

E 161kcal	*P* 15.1g	*F* 7.1g	*K* 382mg	*Ca* 19mg
Fe 0.9mg	*VE* 0.3mg	*VC* 0mg	*DF* 0.6g	*NaCl* 0.8g

d ひじきと大豆の煮付け

干しひじき 7g　にんじん 10g　大豆（乾） 5g　だし汁
しょうゆ 5g　みりん 2g

E 43kcal	*P* 2.8g	*F* 1.2g	*K* 446mg	*Ca* 114mg
Fe 4.4mg	*VE* 0.2mg	*VC* 0mg	*DF* 4.1g	*NaCl* 1.0g

e こまつ菜のわさび和え

こまつ菜 40g	かまぼこ 10g	しょうゆ 3g			
練りわさび 0.5g					
E 20kcal	*P* 2.1g	*F* 0.3g	*K* 226mg	*Ca* 72mg	
Fe 1.2mg	*VE* 0.4mg	*VC* 16mg	*DF* 0.8g	*NaCl* 0.7g	

f 冷奴

木綿豆腐 50g	ねぎ 5g	しょうが 1g	しょうゆ 5g	
E 41kcal	*P* 3.7g	*F* 2.1g	*K* 101mg	*Ca* 63mg
Fe 0.6mg	*VE* 0.1mg	*VC* 1mg	*DF* 0.3g	*NaCl* 0.7g

つくり方

c さわらの西京漬け ❶みそ，砂糖，みりんを混ぜ合わせ，さわらを30分つけ込む。▶ ❷❶をグリルで焼き上げ，大葉の上に盛り付ける。

d ひじきと大豆の煮付け ❶ひじきは水でもどす。にんじんは細切りにする。大豆は一晩水につけ，やわらかくなるまでゆでる。▶ ❷鍋にだし汁とにんじんを入れ，火にかける。▶ ❸にんじんがやわらかくなってきたら，大豆，ひじき，しょうゆ，みりんを加え，煮汁がなくなるまで煮る。

e こまつ菜のわさび和え ❶こまつ菜はゆでて食べやすい長さに切る。かまぼこは短冊切りにする。▶ ❷わさびとしょうゆを合わせ，❶と和える。

total

E 573kcal	*P* 30.3g	*F* 12.0g	*K* 1,342mg	*Ca* 284mg
Fe 8.3mg	*VE* 1.1mg	*VC* 17mg	*DF* 7.4g	*NaCl* 4.4g

魚焼 さわら

- きゅうりの梅かつお和え
- かぶのスープ煮
- さわらのムニエル
- タラモサラダ
- 米飯
- みそ汁

a 米飯

| 米 80g |

| *E* 285kcal | *P* 4.9g | *F* 0.7g | *K* 70mg | *Ca* 4mg |
| *Fe* 0.6mg | *VE* 0.1mg | *VC* 0mg | *DF* 0.4g | *NaCl* 0.0g |

b みそ汁

| みそ 10g　　はんぺん 5g　　みつば 3g |

| *E* 24kcal | *P* 1.8g | *F* 0.7g | *K* 65mg | *Ca* 12mg |
| *Fe* 0.4mg | *VE* 0.1mg | *VC* 0mg | *DF* 0.6g | *NaCl* 1.3g |

c さわらのムニエル

| さわら 70g　　塩 0.2g　　こしょう　　ねぎ 5g
レモン 10g　　もやし 30g　　かいわれ大根 5g
しょうが 0.5g　　しょうゆ 5g　　バター 2g |

| *E* 155kcal | *P* 15.3g | *F* 8.5g | *K* 413mg | *Ca* 27mg |
| *Fe* 0.8mg | *VE* 0.5mg | *VC* 16mg | *DF* 1.1g | *NaCl* 1.1g |

d かぶのスープ煮

| かぶ 40g　　かぶの葉(ゆで) 5g　　にんじん 5g
コンソメ 0.3g　　塩 0.2g　　しょうゆ 0.5g　　片栗粉 0.2g |

| *E* 13kcal | *P* 0.5g | *F* 0.1g | *K* 137mg | *Ca* 21mg |
| *Fe* 0.2mg | *VE* 0.2mg | *VC* 10mg | *DF* 0.9g | *NaCl* 0.4g |

魚焼

e きゅうりの梅かつお和え

きゅうり 30g	塩 0.2g	かつお節	梅びしお 5g

| E 14kcal | P 0.4g | F 0.1g | K 70mg | Ca 9mg |
| Fe 0.4mg | VE 0.1mg | VC 4mg | DF 0.4g | $NaCl$ 0.6g |

f タラモサラダ

じゃがいも 50g	たらこ 5g	酒 1g	マヨネーズ 4g

| E 73kcal | P 2.1g | F 3.2g | K 221mg | Ca 4mg |
| Fe 0.3mg | VE 0.7mg | VC 19mg | DF 0.7g | $NaCl$ 0.3g |

つくり方

c さわらのムニエル ❶さわらに塩，こしょうをふりかける。フライパンにバターを溶かし，さわらを焼き上げる。▶ ❷器に❶を盛り付け，ゆでたもやし，かいわれ大根，白髪ねぎ，くし形のレモンを添える。しょうがじょうゆを別皿で添える。

d かぶのスープ煮 ❶かぶとにんじんはいちょう切りにする。かぶの葉は食べやすい長さに切り，ゆでる。▶ ❷鍋に水，コンソメ，にんじんを入れ，沸騰させる。にんじんに火が通ったら，かぶも加える。▶ ❸かぶがやわらかくなってきたら，塩，しょうゆで味をつけ，水溶き片栗粉でとろみをつけてかぶの葉を散らす。

e きゅうりの梅かつお和え ❶きゅうりは小口切りにし，塩をふりかけしんなりさせる。▶ ❷梅びしおとかつお節を合わせ，水気を絞った❶と和える。

f タラモサラダ ❶じゃがいもはいちょう切りにしゆでる。▶ ❷たらこは酒蒸しにしてほぐし，冷めたらマヨネーズを混ぜる。▶ ❸❶と❷を和える。

total

| E 564kcal | P 24.9g | F 13.2g | K 977mg | Ca 76mg |
| Fe 2.8mg | VE 1.7mg | VC 50mg | DF 4.0g | $NaCl$ 3.7g |

魚焼 さわら

- 肉じゃが
- さわらのホイル焼き
- かぶのしその実和え
- 米飯
- みそ汁
- キャベツとさつま揚げの煮付け

a 米飯

| 米 80g |

| *E* 285kcal | *P* 4.9g | *F* 0.7g | *K* 70mg | *Ca* 4mg |
| *Fe* 0.6mg | *VE* 0.1mg | *VC* 0mg | *DF* 0.4g | *NaCl* 0.0g |

b みそ汁

| みそ 10g　　たまねぎ 30g |

| *E* 30kcal | *P* 1.6g | *F* 0.6g | *K* 83mg | *Ca* 16mg |
| *Fe* 0.5mg | *VE* 0.1mg | *VC* 2mg | *DF* 1.0g | *NaCl* 1.2g |

c さわらのホイル焼き

| さわら 70g　　えのきたけ 20g　　ねぎ 20g　　みりん 1g　　しょうゆ 8g |

| *E* 142kcal | *P* 15.3g | *F* 6.9g | *K* 478mg | *Ca* 18mg |
| *Fe* 1.0mg | *VE* 0.2mg | *VC* 2mg | *DF* 1.2g | *NaCl* 1.3g |

d 肉じゃが

| じゃがいも 70g　たまねぎ 30g　にんじん 10g　しょうが 0.5g　牛かた肉(脂身つき) 20g　片栗粉 1g　卵 0.5g　酒 1g　砂糖 1g　しょうゆ 7g　だし汁　あさつき 2g |

| *E* 128kcal | *P* 6.0g | *F* 3.3g | *K* 460mg | *Ca* 15mg |
| *Fe* 0.7mg | *VE* 0.4mg | *VC* 28mg | *DF* 1.7g | *NaCl* 1.0g |

e かぶのしその実和え

かぶ 30g	塩 0.5g	しその実 5g		
E 8kcal	*P* 0.4g	*F* 0.0g	*K* 100mg	*Ca* 12mg
Fe 0.2mg	*VE* 0.2mg	*VC* 6mg	*DF* 0.9g	*NaCl* 0.5g

f キャベツとさつま揚げの煮付け

キャベツ 40g しょうゆ 3g	さつま揚げ 5g	だし汁	みりん 1g	
E 21kcal	*P* 1.4g	*F* 0.3g	*K* 95mg	*Ca* 21mg
Fe 0.2mg	*VE* 0.1mg	*VC* 16mg	*DF* 0.7g	*NaCl* 0.5g

つくり方

c さわらのホイル焼き ❶ねぎは2～3mmの厚さで3cm長に切る。▶ ❷アルミホイルにさわらをのせ，その上にねぎとえのきたけをのせる。▶ ❸ ❷にみりんとしょうゆをふりかけて包み，オーブンで焼く。

d 肉じゃが ❶じゃがいもとにんじん，たまねぎは食べやすい大きさに切る。▶ ❷牛肉はおろししょうが，片栗粉，溶き卵，酒をふりかけ，もみ込む。▶ ❸鍋に油を熱し，❷を炒める。牛肉の色が変わってきたら❶を加え，さらに炒める。▶ ❹じゃがいもの表面が透明になってきたら，だし汁を加え沸騰させる。▶ ❺じゃがいも，にんじんに火が通ったら，砂糖，しょうゆを加え味を含ませ，最後に小口切りのあさつきを散らす。

e かぶのしその実和え ❶かぶはいちょう切りにし，塩をふりかけしんなりさせる。▶ ❷❶の水気を絞り，しその実と和える。

f キャベツとさつま揚げの煮付け ❶さつま揚げとキャベツは食べやすい大きさに切る。▶ ❷鍋にだし汁を入れて火にかける。沸騰したら❶を加え，キャベツがやわらかくなるまで煮る。▶ ❸しょうゆとみりんで味をつける。

total

E 614kcal	*P* 29.5g	*F* 11.8g	*K* 1,286mg	*Ca* 86mg
Fe 3.1mg	*VE* 1.0mg	*VC* 55mg	*DF* 5.9g	*NaCl* 4.6g

魚蒸 / さわら

キャベツのしその実和え
かぼちゃのいとこ煮
さわらの和風あんかけ
野菜のお浸し
米飯
みそ汁
肉みそ

a 米飯

| 米 80g |

E 285kcal	P 4.9g	F 0.7g	K 70mg	Ca 4mg
Fe 0.6mg	VE 0.1mg	VC 0mg	DF 0.4g	NaCl 0.0g

b みそ汁

| みそ 10g　ほうれんそう(ゆで) 15g　えのきたけ 10g |

E 25kcal	P 1.9g	F 0.7g	K 146mg	Ca 20mg
Fe 0.6mg	VE 0.5mg	VC 3mg	DF 1.4g	NaCl 1.2g

c さわらの和風あんかけ

| さわら 70g　酒 1g　塩 0.5g　ねぎ 5g　にんじん 2g
しいたけ 2g　グリンピース(ゆで) 2g　だし汁　しょうが 0.2g
しょうゆ 1g　塩 0.2g　片栗粉 0.2g　大根 30g |

E 137kcal	P 14.5g	F 6.8g	K 444mg	Ca 19mg
Fe 0.7mg	VE 0.2mg	VC 4mg	DF 0.8g	NaCl 1.0g

d 野菜のお浸し

| もやし 40g　ピーマン 10g　にんじん 5g
ツナ缶(油漬け) 10g　しょうゆ 5g　かつお節 0.5g |

E 44kcal	P 3.6g	F 2.4g	K 105mg	Ca 10mg
Fe 0.5mg	VE 1.0mg	VC 12mg	DF 0.9g	NaCl 0.8g

e キャベツのしその実和え

キャベツ 30g	きゅうり 10g	塩 0.5g	しその実 3g
E 10kcal	P 0.6g	F 0.1g	K 90mg	Ca 19mg
Fe 0.2mg	VE 0.2mg	VC 14mg	DF 0.9g	$NaCl$ 0.5g

f かぼちゃのいとこ煮

かぼちゃ 50g　　砂糖 1g　　しょうゆ 2g　　だし汁
あずき（乾） 3g　　砂糖 2g　　塩

E 69kcal	P 1.7g	F 0.2g	K 278mg	Ca 10mg
Fe 0.4mg	VE 2.5mg	VC 22mg	DF 2.3g	$NaCl$ 0.3g

g 肉みそ

豚ひき肉 10g　　ねぎ 15g　　砂糖 0.5g　　しょうゆ 0.5g
みそ 2.5g　　油 1g

E 43kcal	P 2.3g	F 2.7g	K 69mg	Ca 8mg
Fe 0.2mg	VE 0.2mg	VC 2mg	DF 0.5g	$NaCl$ 0.4g

つくり方

c さわらの和風あんかけ　❶さわらは酒と塩をふりかけ蒸す。▶ ❷にんじん，しいたけ，ねぎ，しょうがは千切りにする。▶ ❸鍋にだし汁とにんじん，しょうがを入れ，火にかける。沸騰したらしいたけ，ねぎも加え，塩，しょうゆで調味し，水溶き片栗粉でとろみをつける。▶ ❹器に❶を盛り付け❸をかけ，ゆでたグリンピースを散らし，大根おろしを添える。

d 野菜のお浸し　❶ピーマンとにんじんは細切りにし，もやしとともにゆでる。▶ ❷❶をツナ缶，しょうゆと混ぜ合わせ，器に盛り付けかつお節を散らす。

e キャベツのしその実和え　❶キャベツときゅうりは太めの千切りにし，塩をふりかけしんなりさせる。▶ ❷❶の水気を軽く切り，しその実と和える。

f かぼちゃのいとこ煮　❶かぼちゃは食べやすい大きさに切り，だし汁としょうゆ，砂糖でやわらかく煮る。▶ ❷あずきはやわらかくなるまでゆで，砂糖を加え，最後に塩をひとつまみ加える。▶ ❸器に❶を盛り付け，❷をかける。

g 肉みそ　❶ねぎはみじん切りにする。▶ ❷フライパンに油を熱し，豚ひき肉を炒める。肉の色が変わってきたら❶を加え，さらに炒める。▶ ❸ねぎがしんなりしてきたら，砂糖，しょうゆ，みそを加え，味をなじませる。

total

E 611kcal	P 29.5g	F 13.6g	K 1,202mg	Ca 91mg
Fe 3.3mg	VE 4.6mg	VC 57mg	DF 7.2g	$NaCl$ 4.2g

魚焼 / たら

- いかとねぎの酢みそ和え
- たらの七味焼き
- 揚げだし豆腐
- きのことしらたきの当座煮
- 米飯
- みそ汁

a 米飯

米 80g

| E 285kcal | P 4.9g | F 0.7g | K 70mg | Ca 4mg |
| Fe 0.6mg | VE 0.1mg | VC 0mg | DF 0.4g | NaCl 0.0g |

b みそ汁

みそ 10g	かいわれ大根 1g	焼きふ 1g

| E 23kcal | P 1.6g | F 0.6g | K 40mg | Ca 11mg |
| Fe 0.4mg | VE 0.1mg | VC 0mg | DF 0.5g | NaCl 1.2g |

c たらの七味焼き

たら 70g　ねぎ 3g　炒りごま 1g　砂糖 1g　しょうゆ 6g ごま油 0.2g　七味 0.1g　くり（甘露煮） 15g

| E 107kcal | P 13.3g | F 1.0g | K 292mg | Ca 38mg |
| Fe 0.4mg | VE 0.6mg | VC 0mg | DF 0.6g | NaCl 1.1g |

d 揚げだし豆腐

木綿豆腐 75g　小麦粉 7g　揚げ油　しょうゆ 5g みりん 1g　だし汁　かつお節 0.5g　おろししょうが

| E 161kcal | P 6.3g | F 11.3g | K 138mg | Ca 93mg |
| Fe 0.8mg | VE 1.2mg | VC 0mg | DF 0.5g | NaCl 0.7g |

e いかとねぎの酢みそ和え

ねぎ 35g	するめいか 20g	酒 1g	みそ 5g
酢 2.5g	砂糖 2g	練りからし 0.5g	

E 48kcal	P 4.5g	F 0.6g	K 137mg	Ca 19mg
Fe 0.3mg	VE 0.5mg	VC 4mg	DF 1.0g	$NaCl$ 0.8g

f きのことしらたきの当座煮

えのきたけ 15g	しめじ 15g	しらたき 20g	
だし汁	しょうゆ 3g	砂糖 0.5g	かつお節 0.5g

E 13kcal	P 1.5g	F 0.1g	K 127mg	Ca 16mg
Fe 0.4mg	VE 0.0mg	VC 1mg	DF 1.7g	$NaCl$ 0.4g

つくり方

c たらの七味焼き ❶みじん切りのねぎ、砂糖、しょうゆ、ごま油を混ぜ合わせ、たらを30分つけ込む。▶❷❶に炒りごまと七味をふりかけ、グリルで焼き上げる。▶❸器に❷を盛り付け、くりの甘露煮を添える。

d 揚げだし豆腐 ❶豆腐は水気を切り、食べやすい大きさに切る。表面に小麦粉をはたき、揚げる。▶❷鍋にだし汁、しょうゆ、みりんを入れ、沸騰させる。▶❸器に❶を盛り、❷をかけ、おろししょうがをのせ、かつお節を散らす。

e いかとねぎの酢みそ和え ❶いかは食べやすい大きさに切り、酒をふりかけ蒸す。▶❷ねぎは適当な大きさに切りゆでる。▶❸みそ、酢、砂糖、練りからしを混ぜ合わせ、❶、❷と和える。

f きのことしらたきの当座煮 ❶えのきたけとしめじは石づきを取り、割く。しらたきは食べやすい大きさに切り、湯通しする。▶❷鍋にだし汁、しょうゆ、砂糖を入れて沸騰させ、❶を加える。▶❸きのこに火が通り、味がしみ込んだらかつお節を加える。

total

E 637kcal	P 31.9g	F 14.4g	K 804mg	Ca 182mg
Fe 3.1mg	VE 2.4mg	VC 6mg	DF 4.8g	$NaCl$ 4.3g

a 米飯

米 80g				
E 285kcal	P 4.9g	F 0.7g	K 70mg	Ca 4mg
Fe 0.6mg	VE 0.1mg	VC 0mg	DF 0.4g	NaCl 0.0g

b みそ汁

みそ 10g　卵 10g　にら 5g				
E 35kcal	P 2.6g	F 1.6g	K 77mg	Ca 18mg
Fe 0.6mg	VE 0.3mg	VC 1mg	DF 0.6g	NaCl 1.3g

c たらのねぎみそ焼き

たら 70g　ねぎ 5g　みそ 10g　みりん 3g　油 1g れんこん（ゆで） 30g　酢 1g　しょうゆ 2g				
E 112kcal	P 14.1g	F 1.8g	K 372mg	Ca 41mg
Fe 0.7mg	VE 0.9mg	VC 6mg	DF 1.3g	NaCl 1.7g

d じゃがいもとツナのカレー炒め

じゃがいも 50g　ピーマン 10g　たまねぎ 10g　油 1g ツナ缶（油漬け） 10g　塩 0.5g　こしょう　カレー粉 0.2g				
E 83kcal	P 2.9g	F 3.5g	K 262mg	Ca 6mg
Fe 0.5mg	VE 1.1mg	VC 26mg	DF 1.1g	NaCl 0.6g

e キャベツともやしの辛し和え

キャベツ 30g	もやし 20g	しょうゆ 5g
練りからし 1g		

E 17kcal	*P* 1.2g	*F* 0.2g	*K* 96mg	*Ca* 18mg
Fe 0.3mg	*VE* 0.1mg	*VC* 15mg	*DF* 0.8g	*NaCl* 0.8g

f かぶとさやいんげんのごまマヨネーズ和え

さやいんげん(ゆで) 20g	かぶ 30g	炒りごま 0.5g
マヨネーズ 7g	しょうゆ 3g	

E 63kcal	*P* 1.1g	*F* 5.4g	*K* 154mg	*Ca* 27mg
Fe 0.4mg	*VE* 0.7mg	*VC* 7mg	*DF* 1.0g	*NaCl* 0.6g

つくり方

c たらのねぎみそ焼き ❶みじん切りのねぎ，みそ，みりんを混ぜ合わせ，たらを15分つけ込む。▶❷油をぬったグリルで❶を焼く。▶❸器に❷を盛り付け，ゆでたれんこんを酢，しょうゆで和えたものを添える。

d じゃがいもとツナのカレー炒め ❶じゃがいもは拍子木切り，ピーマンとたまねぎは細切りにする。▶❷フライパンに油を熱し，じゃがいもを炒める。じゃがいもの表面が透き通ってきたら，ピーマンとたまねぎを加え，さらに炒める。▶❸野菜に火が通ったら，ツナ缶を加えてさらに炒め，塩，こしょう，カレー粉で味をつける。

e キャベツともやしの辛し和え ❶キャベツはもやしと同じくらいの食べやすい長さに切り，もやしと一緒にゆでる。▶❷しょうゆと練りからしを混ぜ合わせ，❶と和える。

f かぶとさやいんげんのごまマヨネーズ和え ❶さやいんげんは食べやすい長さに切りゆでる。かぶはいちょう切りにしてゆでる。▶❷炒りごま，マヨネーズ，しょうゆを混ぜ合わせ，❶と和える。

total

E 596kcal	*P* 26.8g	*F* 13.2g	*K* 1,030mg	*Ca* 113mg
Fe 3.1mg	*VE* 3.1mg	*VC* 54mg	*DF* 5.3g	*NaCl* 5.0g

魚焼 / たら

さやいんげんとにんじんのピーナツ和え
にらとあさりの卵とじ
たらのホイル焼き
なめたけおろし
米 飯
みそ汁

a 米 飯

米　80g

| E 285kcal | P 4.9g | F 0.7g | K 70mg | Ca 4mg |
| Fe 0.6mg | VE 0.1mg | VC 0mg | DF 0.4g | NaCl 0.0g |

b みそ汁

みそ　10g　　なす　30g　　ねぎ　5g

| E 27kcal | P 1.6g | F 0.6g | K 113mg | Ca 17mg |
| Fe 0.5mg | VE 0.2mg | VC 2mg | DF 1.3g | NaCl 1.2g |

c たらのホイル焼き

たら　70g　　塩　0.2g　　こしょう　　たまねぎ　20g しめじ　20g　　にんじん　10g　　さやえんどう（ゆで）　5g しょうゆ　6g　　みりん　1g　　レモン　10g

| E 82kcal | P 13.7g | F 0.3g | K 408mg | Ca 40mg |
| Fe 0.6mg | VE 0.8mg | VC 14mg | DF 1.9g | NaCl 1.3g |

d にらとあさりの卵とじ

卵　50g　　たまねぎ　5g　　にら　20g　　あさり（水煮）　30g 酒　1g　　塩　0.5g　　しょうゆ　2g　　砂糖　0.5g　　ごま油　1g

| E 129kcal | P 12.8g | F 6.9g | K 186mg | Ca 70mg |
| Fe 12.4mg | VE 1.8mg | VC 4mg | DF 0.6g | NaCl 1.3g |

e さやいんげんとにんじんのピーナツ和え

さやいんげん（ゆで） 30g	にんじん 20g			
ピーナツバター 3g	しょうゆ 3g			
E 37kcal	P 1.7g	F 1.6g	K 169mg	Ca 25mg
Fe 0.3mg	VE 0.3mg	VC 3mg	DF 1.5g	$NaCl$ 0.5g

f なめたけおろし

大根 60g	えのきたけ（味付け瓶詰め） 10g	しょうゆ 3g		
E 17kcal	P 0.9g	F 0.1g	K 182mg	Ca 16mg
Fe 0.3mg	VE 0.0mg	VC 7mg	DF 1.3g	$NaCl$ 0.9g

つくり方

c たらのホイル焼き ❶たらに塩，こしょうをふる。たまねぎはスライスし，しめじは石づきを取りほぐす。にんじんは花型で抜き，ゆでる。▶ ❷アルミホイルにたまねぎをしき，たらをのせる。たらの上にしめじ，ゆでた花にんじん，さやえんどうをのせ，しょうゆとみりんをたらし，アルミホイルで包む。▶ ❸❷をオーブンで焼き，くし形に切ったレモンを添える。

d にらとあさりの卵とじ ❶にらとたまねぎは食べやすい長さ，大きさに切る。あさりは酒をふりかけ軽く蒸す。▶ ❷卵を割りほぐし，塩，しょうゆ，砂糖で下味をつける。▶ ❸フライパンにごま油を熱し，たまねぎを炒める。たまねぎがしんなりしてきたらにらを加え，さらに炒める。▶ ❹にらがしんなりしてきたら❷を加え，大きくかき混ぜる。卵が半熟になったらあさりを加え，軽く混ぜ合わせる。

e さやいんげんとにんじんのピーナツ和え ❶さやいんげんはゆでて食べやすい長さに切る。▶ ❷にんじんはさやいんげんの大きさに合わせ拍子木切りにし，ゆでる。▶ ❸ピーナツバターとしょうゆを混ぜ合わせ，❶，❷と和える。

total

E 577kcal	P 35.5g	F 10.2g	K 1,127mg	Ca 172mg
Fe 14.8mg	VE 3.2mg	VC 30mg	DF 6.9g	$NaCl$ 5.2g

魚 焼 | ぶり

- こまつ菜の辛し和え
- かぶと豚肉のみそ煮
- ぶりのしょうが焼き
- きゅうりとしらすの酢の物
- 米飯
- みそ汁

a 米飯

| 米 80g |

E 285kcal　*P* 4.9g　*F* 0.7g　*K* 70mg　*Ca* 4mg
Fe 0.6mg　*VE* 0.1mg　*VC* 0mg　*DF* 0.4g　*NaCl* 0.0g

b みそ汁

| みそ 10g　木綿豆腐 30g　葉ねぎ 2g |

E 41kcal　*P* 3.3g　*F* 1.9g　*K* 84mg　*Ca* 47mg
Fe 0.7mg　*VE* 0.1mg　*VC* 1mg　*DF* 0.7g　*NaCl* 1.2g

c ぶりのしょうが焼き

| ぶり 70g　しょうが 1g　しょうゆ 6g　みりん 2g
大根 30g |

E 195kcal　*P* 15.6g　*F* 12.4g　*K* 361mg　*Ca* 13mg
Fe 1.1mg　*VE* 1.4mg　*VC* 5mg　*DF* 0.4g　*NaCl* 0.9g

d かぶと豚肉のみそ煮

| 豚かたロース肉（脂身つき） 15g　かぶ 20g　にんじん 5g
こんにゃく 5g　油 1g　だし汁　酒 1g
みそ 5g　砂糖 0.5g　かぶの葉（ゆで） 5g |

E 67kcal　*P* 3.6g　*F* 4.2g　*K* 146mg　*Ca* 23mg
Fe 0.5mg　*VE* 0.4mg　*VC* 7mg　*DF* 1.0g　*NaCl* 0.6g

e こまつ菜の辛し和え

| こまつ菜 | 40g | しょうゆ | 3g | 練りからし | 0.5g |

E 11kcal	*P* 0.9g	*F* 0.2g	*K* 214mg	*Ca* 69mg
Fe 1.2mg	*VE* 0.4mg	*VC* 16mg	*DF* 0.8g	*NaCl* 0.5g

f きゅうりとしらすの酢の物

| きゅうり | 40g | しらす干し | 5g | 塩 | 0.3g | 砂糖 | 0.7g |
| しょうゆ | 0.5g | 酢 | 3g | | | | |

E 20kcal	*P* 2.5g	*F* 0.2g	*K* 107mg	*Ca* 37mg
Fe 0.2mg	*VE* 0.2mg	*VC* 6mg	*DF* 0.4g	*NaCl* 0.7g

つくり方

c **ぶりのしょうが焼き** ❶おろししょうが，しょうゆ，みりんを合わせ，ぶりを30分つけ込む。▶ ❷❶をグリルで焼く。途中，つけ汁をぬりながら焼き上げる。▶ ❸器に❷を盛り付け，大根おろしを添える。

d **かぶと豚肉のみそ煮** ❶かぶ，にんじん，こんにゃくは乱切り，豚肉は食べやすい大きさに切る。▶ ❷鍋に油を熱し，豚肉を炒める。豚肉の色が変わってきたらにんじんを加え，さらに炒める。▶ ❸にんじんに油がまわったら，かぶを加え炒める。▶ ❹❸にだし汁を加え，沸騰させる。にんじんに火が通ったら砂糖，みそ，酒を加え，煮汁がなくなるまで煮る。最後にゆでたかぶの葉を散らす。

e **こまつ菜の辛し和え** ❶こまつ菜はゆでて食べやすい長さに切る。▶ ❷練りからし，しょうゆを混ぜ合わせ，❶と和える。

f **きゅうりとしらすの酢の物** ❶きゅうりは小口切りにし，塩をふりかけしんなりさせ，水気を切る。しらすは熱湯を通す。▶ ❷砂糖，酢，しょうゆを混ぜ合わせ，❶と和える。

total

E 619kcal	*P* 30.7g	*F* 19.6g	*K* 983mg	*Ca* 193mg
Fe 4.2mg	*VE* 2.6mg	*VC* 33mg	*DF* 3.7g	*NaCl* 4.0g

魚焼 ぶり

炒り鶏
大根の ごま酢和え
ぶりのゆず香焼き
かぼちゃの含め煮
米 飯
みそ汁

a 米　飯

米　80g				
E 285kcal	*P* 4.9g	*F* 0.7g	*K* 70mg	*Ca* 4mg
Fe 0.6mg	*VE* 0.1mg	*VC* 0mg	*DF* 0.4g	*NaCl* 0.0g

b みそ汁

みそ　10g　　しじみ　5g　　ねぎ　5g				
E 23kcal	*P* 1.6g	*F* 0.7g	*K* 50mg	*Ca* 18mg
Fe 0.7mg	*VE* 0.1mg	*VC* 1mg	*DF* 0.6g	*NaCl* 1.3g

c ぶりのゆず香焼き

ぶり　70g　　しょうゆ　6g　　みりん　2g　　酒　1g ゆず（果皮）　0.5g　　油　1g　　しょうが（酢漬け）　10g				
E 201kcal	*P* 15.5g	*F* 13.4g	*K* 292mg	*Ca* 12mg
Fe 1.1mg	*VE* 1.6mg	*VC* 2mg	*DF* 0.3g	*NaCl* 1.7g

d 大根のごま酢和え

大根　50g　　にんじん　5g　　さやいんげん（ゆで）　5g 炒りごま　1g　　しょうゆ　3g　　酢　3g　　砂糖　0.3g				
E 22kcal	*P* 0.8g	*F* 0.6g	*K* 158mg	*Ca* 29mg
Fe 0.3mg	*VE* 0.0mg	*VC* 7mg	*DF* 1.1g	*NaCl* 0.4g

e 炒り鶏

鶏もも肉(皮つき)	20g	酒	0.5g	干ししいたけ	0.2g
れんこん	15g	ごぼう	10g	油	0.5g	しょうゆ	3g
みりん	1g	干ししいたけのもどし汁				

| *E* 46kcal | *P* 2.4g | *F* 1.9g | *K* 141mg | *Ca* 9mg |
| *Fe* 0.2mg | *VE* 0.2mg | *VC* 8mg | *DF* 1.0g | *NaCl* 0.5g |

f かぼちゃの含め煮

| かぼちゃ 50g | しょうゆ 3g | 砂糖 1g | だし汁 |

| *E* 51kcal | *P* 1.2g | *F* 0.2g | *K* 237mg | *Ca* 8mg |
| *Fe* 0.3mg | *VE* 2.5mg | *VC* 22mg | *DF* 1.8g | *NaCl* 0.4g |

つくり方

c **ぶりのゆず香焼き** ❶しょうゆ,みりん,酒とゆずの皮を合わせ,ぶりを30分つけ込む。▶❷天板に油をしき,❶を焼く。途中,つけ汁を何度かかけながら焼き上げる。▶❸器に❷を盛り付け,酢漬けのしょうがを添える。

d **大根のごま酢和え** ❶大根とにんじんは細切りにしてゆでる。さやいんげんもゆでて,食べやすい長さに切る。▶❷砂糖,酢,しょうゆと炒りごまを混ぜ合わせ,❶と和える。

e **炒り鶏** ❶鶏肉は食べやすい大きさに切る。れんこんとごぼうは乱切り,干ししいたけは水でもどして6〜8等分にする。▶❷鍋に油を熱し,鶏肉を炒める。途中,酒をふりかけながら炒め,鶏肉の色が変わってきたられんこんとごぼうを加える。▶❸野菜に油がまわってきたら,干ししいたけともどし汁を加え,沸騰させる。▶❹れんこんとごぼうが煮えてきたら,しょうゆ,みりんを加え,煮汁がなくなるまで煮る。

f **かぼちゃの含め煮** ❶かぼちゃは食べやすい大きさに切り,だし汁で煮る。▶❷やわらかくなってきたら,砂糖,しょうゆを加え味を含める。

total

| *E* 630kcal | *P* 26.3g | *F* 17.4g | *K* 949mg | *Ca* 81mg |
| *Fe* 3.3mg | *VE* 4.5mg | *VC* 39mg | *DF* 5.1g | *NaCl* 4.2g |

魚揚 | えび

献立: えびと野菜の天ぷら、なます、卵豆腐、米飯、みそ汁、糸こんにゃくの辛味炒め

a 米飯

米 80g				
E 285kcal	P 4.9g	F 0.7g	K 70mg	Ca 4mg
Fe 0.6mg	VE 0.1mg	VC 0mg	DF 0.4g	NaCl 0.0g

b みそ汁

みそ 10g	白菜 30g	あさつき 2g		
E 24kcal	P 1.6g	F 0.6g	K 111mg	Ca 23mg
Fe 0.5mg	VE 0.1mg	VC 6mg	DF 0.9g	NaCl 1.2g

c えびと野菜の天ぷら

ブラックタイガー 25g	さつまいも 20g	ピーマン 10g
小麦粉 15g　卵 3g　油 8g*	天つゆ 6g	

E 187kcal	P 7.0g	F 8.7g	K 216mg	Ca 33mg
Fe 0.5mg	VE 1.8mg	VC 13mg	DF 1.1g	NaCl 1.0g

*吸油量として。

d 卵豆腐

卵 40g　だし汁 40g　塩 0.2g　しょうゆ 0.5g
なめこ 10g　みつば 2g　塩 0.2g　しょうゆ 1g
みりん 1g　だし汁　片栗粉 0.3g

E 68kcal	P 5.4g	F 4.2g	K 103mg	Ca 23mg
Fe 0.8mg	VE 0.4mg	VC 0mg	DF 0.3g	NaCl 0.8g

e なます

大根 50g	にんじん 5g	砂糖 0.5g	酢 5g
E 14kcal	P 0.3g	F 0.1g	K 129mg	Ca 14mg
Fe 0.1mg	VE 0.0mg	VC 6mg	DF 0.8g	NaCl 0.0g

f 糸こんにゃくの辛味炒め

糸こんにゃく 50g	油 0.5g	しょうゆ 5g	みりん 2g
七味			
E 15kcal	P 0.4g	F 0.5g	K 36mg	Ca 23mg
Fe 0.3mg	VE 0.1mg	VC 0mg	DF 1.1g	NaCl 0.7g

つくり方

c えびと野菜の天ぷら　❶ブラックタイガーは殻をむいて背わたを取り，腰が曲がらないように包丁で切り目を入れる。ピーマンはたて半分に切り，種を取り除く。さつまいもは食べやすい大きさに切る。▶❷小麦粉，卵，冷水で衣をつくり，ブラックタイガーは180℃，野菜は160℃の油で揚げる。▶❸天つゆを添える。

d 卵豆腐　❶だし汁に塩，しょうゆを加え，火にかけて溶かしておく。その後冷まし，溶き卵に混ぜ合わせる。▶❷❶を蒸し器で蒸し上げる。▶❸鍋にだし汁と塩，しょうゆ，みりんを入れて沸騰させたらなめこを加え，再沸騰させる。▶❹❸に水溶き片栗粉でとろみを加減し，ゆでたみつばを加える。▶❺器に❷を盛り付け，❹をかける。

e なます　❶大根とにんじんは千切りにする。▶❷酢と砂糖を混ぜ合わせ，❶と和える。

f 糸こんにゃくの辛味炒め　❶糸こんにゃくは食べやすい長さに切り，熱湯を通す。▶❷鍋に油を熱し，❶を炒める。全体に油がまわったらしょうゆとみりんで味をつけ，七味をふりかける。

total

E 593kcal	P 19.6g	F 14.8g	K 665mg	Ca 119mg
Fe 2.8mg	VE 2.6mg	VC 26mg	DF 4.7g	NaCl 3.8g

魚 煮 いわし

献立:
- いわしのおろし煮
- さやいんげんの甘酢和え
- 鶏肉とじゃがいもの煮付け
- たたききゅうりの梅和え
- 米飯
- みそ汁

a 米飯

米 80g				
E 285kcal	*P* 4.9g	*F* 0.7g	*K* 70mg	*Ca* 4mg
Fe 0.6mg	*VE* 0.1mg	*VC* 0mg	*DF* 0.4g	*NaCl* 0.0g

b みそ汁

みそ 10g　たまねぎ 15g　にら 5g				
E 26kcal	*P* 1.5g	*F* 0.6g	*K* 86mg	*Ca* 16mg
Fe 0.5mg	*VE* 0.2mg	*VC* 2mg	*DF* 0.9g	*NaCl* 1.2g

c いわしのおろし煮

いわし（三枚おろし）70g　だし汁　しょうが 1g　酒 2g　みりん 2g　しょうゆ 8g　大根 30g　大葉 1g				
E 171kcal	*P* 14.7g	*F* 9.8g	*K* 325mg	*Ca* 61mg
Fe 1.5mg	*VE* 0.5mg	*VC* 4mg	*DF* 0.5g	*NaCl* 1.4g

d 鶏肉とじゃがいもの煮付け

鶏もも肉（皮つき）30g　酒 3g　じゃがいも 60g　みつば 3g　みりん 2g　しょうゆ 5g　だし汁				
E 118kcal	*P* 6.3g	*F* 4.3g	*K* 366mg	*Ca* 6mg
Fe 0.5mg	*VE* 0.1mg	*VC* 22mg	*DF* 0.9g	*NaCl* 0.8g

e さやいんげんの甘酢和え

| さやいんげん（ゆで） | 30g | にんじん | 20g | 酢 | 3g |
| 塩 0.2g | 砂糖 0.5g | | | | |

| E 18kcal | P 0.7g | F 0.1g | K 137mg | Ca 23mg |
| Fe 0.3mg | VE 0.2mg | VC 3mg | DF 1.3g | NaCl 0.2g |

f たたききゅうりの梅和え

| きゅうり 50g | 梅干し 10g | みりん 2g |

| E 15kcal | P 0.6g | F 0.1g | K 144mg | Ca 20mg |
| Fe 0.3mg | VE 0.2mg | VC 7mg | DF 0.9g | NaCl 2.2g |

つくり方

c いわしのおろし煮 ❶鍋にだし汁と千切りのしょうが，酒，みりん，しょうゆを入れて沸騰させる。▶❷❶にいわしを入れ，火が通るまで煮る。▶❸大根おろしを❷に加える。▶❹器に❸を盛り，千切りの大葉を添える。

d 鶏肉とじゃがいもの煮付け ❶じゃがいもは乱切りにする。鶏肉は食べやすい大きさに切り，酒をふりかける。▶❷鍋にだし汁を入れ火にかける。沸騰したら，鶏肉をほぐしながら入れ，鶏肉の色が変わってきたらじゃがいもを加える。▶❸じゃがいもに火が通ったら，しょうゆとみりんを加え，煮汁がなくなるまで煮る。▶❹刻んだみつばを散らす。

e さやいんげんの甘酢和え ❶さやいんげんは食べやすい長さに切りゆでる。にんじんは，さやいんげんの大きさに合わせて拍子木切りにし，ゆでる。▶❷酢，砂糖，塩を混ぜ合わせ，❶と和える。

f たたききゅうりの梅和え ❶きゅうりはへたを取りビニール袋に入れ，空き瓶などで食べやすい大きさになるまでたたく。梅干しは種を取り軽くたたく。▶❷梅干しと一度沸騰させたみりんを混ぜ合わせ，きゅうりと和える。

total

| E 632kcal | P 28.6g | F 15.5g | K 1,129mg | Ca 129mg |
| Fe 3.5mg | VE 1.2mg | VC 38mg | DF 4.9g | NaCl 5.8g |

魚 煮 / かじき

- しめじとオクラの辛し和え
- 五目卵焼き
- かじきの角煮
- 米　飯
- みそ汁
- かいわれ大根のごま和え

a 米　飯

| 米　80g |

| E 285kcal | P 4.9g | F 0.7g | K 70mg | Ca 4mg |
| Fe 0.6mg | VE 0.1mg | VC 0mg | DF 0.4g | NaCl 0.0g |

b みそ汁

| みそ　10g | かぶ　20g | かぶの葉（ゆで）　3g | 油揚げ　5g |

| E 43kcal | P 2.4g | F 2.3g | K 102mg | Ca 36mg |
| Fe 0.7mg | VE 0.2mg | VC 5mg | DF 1.0g | NaCl 1.2g |

c かじきの角煮

| かじき　60g | だし汁 | しょうが　1g | しょうゆ　5g | みりん　2g |

| E 78kcal | P 14.3g | F 1.1g | K 250mg | Ca 5mg |
| Fe 0.5mg | VE 0.7mg | VC 1mg | DF 0.0g | NaCl 0.8g |

d 五目卵焼き

| 卵　50g　豚ひき肉　20g　たまねぎ　5g　にんじん　5g
さやえんどう（ゆで）　5g　油　2g　しょうゆ　0.5g
塩　0.6g　砂糖　2g |

| E 152kcal | P 10.1g | F 10.2g | K 159mg | Ca 31mg |
| Fe 1.2mg | VE 0.9mg | VC 3mg | DF 0.4g | NaCl 0.9g |

e しめじとオクラの辛し和え

しめじ 20g	オクラ（ゆで） 40g	しょうゆ 3g
練りからし 0.5g	かつお節	

E 20kcal	P 1.5g	F 0.2g	K 185mg	Ca 38mg
Fe 0.5mg	VE 0.5mg	VC 3mg	DF 2.7g	NaCl 0.5g

f かいわれ大根のごま和え

かいわれ大根 50g	炒りごま 0.5g	しょうゆ 5g

E 17kcal	P 1.5g	F 0.5g	K 71mg	Ca 34mg
Fe 0.4mg	VE 1.1mg	VC 24mg	DF 1.0g	NaCl 0.7g

つくり方

c かじきの角煮 ❶かじきは食べやすい大きさに切る。▶❷鍋にだし汁としょうゆ，みりん，千切りにしたしょうがを入れて沸騰させる。▶❸❷に❶を加え，味がしみ込むまで煮る。

d 五目卵焼き ❶たまねぎとにんじんはみじん切り，さやえんどうはゆでて細切りにする。▶❷フライパンに油の半量をひき，豚ひき肉を炒める。肉の色が変わってきたら，たまねぎとにんじんも加え，さらに炒める。▶❸たまねぎが透き通ってきたら，砂糖，塩，しょうゆの半量をそれぞれ加え下味をつける。火を止め，冷めたらさやえんどうを加える。▶❹卵を割りほぐし，残りの調味料と❸を加え，混ぜる。▶❺フライパンに残りの油を熱し，❹で厚焼き卵をつくる。

e しめじとオクラの辛し和え ❶しめじは石づきを取り，小房にしてゆでる。オクラはゆでて小口切りにする。▶❷しょうゆと練りからしを混ぜ合わせ，❶と和え，かつお節を散らす。

f かいわれ大根のごま和え ❶かいわれ大根は根を取り，熱湯をまわしかける。▶❷ごまとしょうゆを混ぜ合わせ，❶と和える。

total

E 594kcal	P 34.7g	F 15.0g	K 838mg	Ca 147mg
Fe 3.9mg	VE 3.5mg	VC 36mg	DF 5.5g	NaCl 4.2g

魚 煮　かれい

- 肉団子とじゃがいもの炊き合わせ
- かれいの煮付け
- キャベツとしらすの和え物
- たくあん和え
- 米飯
- みそ汁

a 米 飯

| 米　80g |

| E 285kcal | P 4.9g | F 0.7g | K 70mg | Ca 4mg |
| Fe 0.6mg | VE 0.1mg | VC 0mg | DF 0.4g | NaCl 0.0g |

b みそ汁

| みそ　10g　　木綿豆腐　30g　　ねぎ　5g |

| E 42kcal | P 3.3g | F 1.9g | K 89mg | Ca 48mg |
| Fe 0.7mg | VE 0.1mg | VC 1mg | DF 0.7g | NaCl 1.2g |

c かれいの煮付け

かれい　70g　　しょうが　1g　　だし汁　　みりん　2g
しょうゆ　7g　　片栗粉　0.5g　　ほうれんそう（ゆで）　30g

| E 86kcal | P 15.1g | F 1.1g | K 408mg | Ca 53mg |
| Fe 0.5mg | VE 1.8mg | VC 6mg | DF 1.1g | NaCl 1.2g |

d 肉団子とじゃがいもの炊き合わせ

じゃがいも　50g　　豚ひき肉　40g　　しょうが　0.5g　　塩　0.1g
たまねぎ　10g　　卵　3g　　片栗粉　1g　　だし汁　　みりん　2g
しょうゆ　2g　　みそ　5g　　にんじん　5g　　さやいんげん（ゆで）　5g

| E 157kcal | P 9.6g | F 6.7g | K 404mg | Ca 18mg |
| Fe 1.0mg | VE 0.3mg | VC 20mg | DF 1.3g | NaCl 1.1g |

e キャベツとしらすの和え物

キャベツ 40g	しらす干し 2g	しょうゆ 3g		
E 15kcal	P 1.6g	F 0.2g	K 102mg	Ca 28mg
Fe 0.2mg	VE 0.1mg	VC 16mg	DF 0.7g	$NaCl$ 0.6g

f たくあん和え

たくあん漬 10g　きゅうり 2g　にんじん 0.5g 炒りごま 0.5g				
E 6kcal	P 0.3g	F 0.3g	K 57mg	Ca 14mg
Fe 0.2mg	VE 0.0mg	VC 2mg	DF 0.5g	$NaCl$ 0.3g

つくり方

c かれいの煮付け　❶鍋にだし汁とみりん，しょうゆ，千切りのしょうがを入れて沸騰させる。▶ ❷切り込みを入れたかれいを❶に入れ，煮付ける。▶ ❸器に❷を盛り付け，水溶き片栗粉でとろみをつけた煮汁をかけ，ゆでたほうれんそうを添える。

d 肉団子とじゃがいもの炊き合わせ　❶じゃがいもは食べやすい大きさに切る。たまねぎはみじん切り，にんじんは花型で抜いてゆでる。▶ ❷豚ひき肉，たまねぎ，おろししょうが，塩，溶き卵，片栗粉を混ぜ合わせて肉団子をつくり，一度ゆでておく。▶ ❸鍋にだし汁とじゃがいもを入れ火にかける。じゃがいもが煮えたら❷としょうゆ，みそ，みりんを加え，味がしみ込むまで煮る。▶ ❹器に❸を盛り付け，花にんじんとゆでたさやいんげんを添える。

e キャベツとしらすの和え物　❶キャベツはゆでて食べやすい大きさに切る。しらすは熱湯をかけておく。▶ ❷❶をしょうゆで和える。

f たくあん和え　❶たくあん漬，きゅうり，にんじんは細切りにする。▶ ❷❶をごまで和える。

total

E 591kcal	P 34.7g	F 10.8g	K 1,131mg	Ca 165mg
Fe 3.2mg	VE 2.4mg	VC 44mg	DF 4.7g	$NaCl$ 4.3g

魚煮 / きんめだい

献立: 切干大根の煮付け、きんめだいのおろし煮、親子煮、米飯、みそ汁、きゅうりとなすの梅和え

a 米飯

| 米 80g |

| E 285kcal | P 4.9g | F 0.7g | K 70mg | Ca 4mg |
| Fe 0.6mg | VE 0.1mg | VC 0mg | DF 0.4g | NaCl 0.0g |

b みそ汁

| みそ 10g　しいたけ 10g　ねぎ 10g |

| E 24kcal | P 1.6g | F 0.7g | K 84mg | Ca 13mg |
| Fe 0.5mg | VE 0.1mg | VC 2mg | DF 1.1g | NaCl 1.2g |

c きんめだいのおろし煮

| きんめだい 70g　だし汁　しょうゆ 8g　みりん 2g
大根 40g　ししとうがらし 5g |

| E 131kcal | P 13.4g | F 6.4g | K 371mg | Ca 34mg |
| Fe 0.5mg | VE 1.3mg | VC 8mg | DF 0.7g | NaCl 1.2g |

d 親子煮

| 鶏もも肉（皮つき） 20g　酒 2g　たまねぎ 20g
卵 50g　みつば 3g　しょうゆ 6g　みりん 1g
砂糖 1g　酒 1g　だし汁 30g |

| E 137kcal | P 10.1g | F 8.0g | K 192mg | Ca 33mg |
| Fe 1.1mg | VE 0.6mg | VC 2mg | DF 0.4g | NaCl 1.1g |

e 切干大根の煮付け

切干大根	5g	にんじん	5g	ちくわ	2g	油	0.5g
だし汁		砂糖	0.5g	しょうゆ	3g		

E 27kcal	*P* 0.9g	*F* 0.6g	*K* 188mg	*Ca* 30mg
Fe 0.6mg	*VE* 0.1mg	*VC* 0mg	*DF* 1.2g	*NaCl* 0.5g

f きゅうりとなすの梅和え

きゅうり	30g	なす	30g	梅干し	5g

E 12kcal	*P* 0.7g	*F* 0.1g	*K* 148mg	*Ca* 16mg
Fe 0.2mg	*VE* 0.2mg	*VC* 5mg	*DF* 1.2g	*NaCl* 1.1g

つくり方

c きんめだいのおろし煮 ❶鍋にだし汁とみりん，しょうゆを入れ沸騰させる。▶❷❶にきんめだいを入れ，火が通るまで煮る。▶❸大根おろしを加え，軽く沸騰させる。❹器に❸を盛り，焼いたししとうを添える。

d 親子煮 ❶鶏肉は食べやすい大きさに切り，酒をふりかけておく。たまねぎは食べやすい大きさのくし形切りにする。▶❷鍋にだし汁としょうゆ，砂糖，みりん，酒，たまねぎ，鶏肉を入れ沸騰させる。▶❸鶏肉に七分くらい火が通ったら，溶き卵をまわし入れ，蓋をして卵に火を通す。▶❹刻んだみつばを散らす。

e 切干大根の煮付け ❶切干大根は水でもどす。にんじんは細切り，ちくわは小口切りにする。▶❷鍋に油を熱し，にんじんを炒める。にんじんがしんなりしてきたら，水気を絞った切干大根とちくわを加え，さらに炒める。▶❸全体に油がまわったらだし汁を加え，沸騰させる。▶❹切干大根がやわらかくなったら，砂糖としょうゆを加え味を含ませる。

f きゅうりとなすの梅和え ❶きゅうりとなすはたて半分に切り，斜めに薄切りにする。▶❷梅干しは種を取り軽くたたき，❶と和える。

total

E 616kcal	*P* 31.5g	*F* 16.3g	*K* 1,053mg	*Ca* 131mg
Fe 3.5mg	*VE* 2.3mg	*VC* 19mg	*DF* 4.9g	*NaCl* 5.2g

魚 煮 さば

- さといものおろし煮
- さばのみそ煮
- ほうれんそうの磯和え
- 米飯
- みそ汁
- 卵の花

a 米飯

米　80g				
E 285kcal	*P* 4.9g	*F* 0.7g	*K* 70mg	*Ca* 4mg
Fe 0.6mg	*VE* 0.1mg	*VC* 0mg	*DF* 0.4g	*NaCl* 0.0g

b みそ汁

みそ　10g	もやし　30g	あさつき　2g		
E 24kcal	*P* 1.9g	*F* 0.6g	*K* 66mg	*Ca* 15mg
Fe 0.5mg	*VE* 0.1mg	*VC* 4mg	*DF* 1.0g	*NaCl* 1.2g

c さばのみそ煮

さば　70g　しょうが　1g　酒　2g　砂糖　3g　みそ　9g　だし汁				
E 173kcal	*P* 15.6g	*F* 9.0g	*K* 261mg	*Ca* 16mg
Fe 1.1mg	*VE* 0.7mg	*VC* 0mg	*DF* 0.5g	*NaCl* 1.4g

d さといものおろし煮

さといも　60g　大根　30g　さやいんげん（ゆで）　20g　にんじん　20g　しょうゆ　6g　みりん　2g　だし汁				
E 62kcal	*P* 2.0g	*F* 0.2g	*K* 587mg	*Ca* 32mg
Fe 0.6mg	*VE* 0.5mg	*VC* 9mg	*DF* 2.9g	*NaCl* 0.9g

e ほうれんそうの磯和え

ほうれんそう 50g	しょうゆ 5g	焼きのり 0.2g
E 14kcal	*P* 1.6g	*F* 0.2g	*K* 369mg	*Ca* 27mg
Fe 1.1mg	*VE* 1.1mg	*VC* 18mg	*DF* 1.5g	*NaCl* 0.7g

f 卵の花

おから 15g	ごぼう 5g	しいたけ 5g	にんじん 5g
ねぎ 10g	みりん 1g	砂糖 2g	しょうゆ 5g	だし汁
E 36kcal	*P* 1.4g	*F* 0.6g	*K* 116mg	*Ca* 23mg
Fe 0.3mg	*VE* 0.1mg	*VC* 2mg	*DF* 2.3g	*NaCl* 0.7g

つくり方

c さばのみそ煮 ❶しょうがは千切りにする。▶❷鍋にだし汁，❶，酒，砂糖，みそを入れ沸騰させる。▶❸❷に湯通ししたさばを加え，火が通るまで煮る。

d さといものおろし煮 ❶さといもは食べやすい大きさに切る。にんじんは花型で抜いてゆでておく。▶❷鍋にだし汁とさといもを入れて煮る。さといもに火が通ったら，しょうゆとみりんを加え，味がしみ込むまで煮る。▶❸大根おろしを加え，ひと煮立ちしたら器に盛り付け，ゆでたさやいんげんと花にんじんを添える。

e ほうれんそうの磯和え ❶ほうれんそうはゆでて食べやすい長さに切る。▶❷❶をしょうゆで和える。盛り付けてから細切りにした焼きのりを散らす。

f 卵の花 ❶ごぼう，しいたけ，にんじん，ねぎは食べやすい大きさに切る。▶❷鍋にだし汁，ごぼう，にんじんを入れ沸騰させる。ごぼう，にんじんに火が通ったら，しいたけ，ねぎを加える。▶❸砂糖，しょうゆ，みりんで味をつけ，おからを加え，余分な水分をとばす。

total

E 593kcal	*P* 27.4g	*F* 11.3g	*K* 1,469mg	*Ca* 116mg
Fe 4.4mg	*VE* 2.5mg	*VC* 33mg	*DF* 8.4g	*NaCl* 5.0g

魚 煮

魚 煮 さんま

- こまつ菜としめじの黄菊和え
- さんまのしょうが煮
- 大根の貝柱あんかけ
- さといもの田楽風
- 米飯
- みそ汁

a 米飯

米 80g				
E 285kcal	*P* 4.9g	*F* 0.7g	*K* 70mg	*Ca* 4mg
Fe 0.6mg	*VE* 0.1mg	*VC* 0mg	*DF* 0.4g	*NaCl* 0.0g

b みそ汁

みそ 10g　　卵 10g　　ねぎ 5g				
E 36kcal	*P* 2.5g	*F* 1.6g	*K* 60mg	*Ca* 17mg
Fe 0.6mg	*VE* 0.2mg	*VC* 1mg	*DF* 0.6g	*NaCl* 1.3g

c さんまのしょうが煮

さんま 90g　　しょうが 1.5g　　しょうゆ 9g　　みりん 3g 酒 3g　　酢 1g				
E 297kcal	*P* 17.4g	*F* 22.1g	*K* 220mg	*Ca* 32mg
Fe 1.4mg	*VE* 1.2mg	*VC* 0mg	*DF* 0.0g	*NaCl* 1.6g

d 大根の貝柱あんかけ

大根 60g　　しょうゆ 3g　　みりん 1g ほたてがい（貝柱水煮缶詰） 10g　　塩 0.3g　　しょうゆ 0.5g だし汁　　大根の葉 1g　　片栗粉 0.5g				
E 27kcal	*P* 2.5g	*F* 0.1g	*K* 181mg	*Ca* 23mg
Fe 0.3mg	*VE* 0.1mg	*VC* 8mg	*DF* 0.9g	*NaCl* 0.9g

e こまつ菜としめじの黄菊和え

こまつ菜	40g	しめじ	10g	きく（ゆで）	1g
しょうゆ	5g				

E 11kcal	P 1.2g	F 0.1g	K 251mg	Ca 70mg
Fe 1.3mg	VE 0.4mg	VC 16mg	DF 1.1g	NaCl 0.7g

f さといもの田楽風

さといも	40g	だし汁		みそ	5g	砂糖	1g	酒	1.5g
みりん	0.5g	炒りごま	0.5g						

E 42kcal	P 1.3g	F 0.6g	K 277mg	Ca 15mg
Fe 0.4mg	VE 0.3mg	VC 2mg	DF 1.2g	NaCl 0.6g

つくり方

c さんまのしょうが煮 ❶さんまは頭と内臓を取り除き，3〜4等分しておく。▶❷鍋に水，しょうがの細切り，しょうゆ，みりん，酒を入れ沸騰させる。▶❸❷に❶を入れ，火が通るまで煮含め，酢をたらす。

d 大根の貝柱あんかけ ❶大根は半月切りにし，しょうゆとみりん，だし汁でやわらかくなるまで煮る。▶❷別鍋にだし汁，塩，しょうゆを入れ沸騰させる。貝柱缶を加え，水溶き片栗粉でとろみをつける。▶❸❶を盛り付け，❷のつゆをかけ，ゆでた大根の葉を散らす。

e こまつ菜としめじの黄菊和え ❶こまつ菜はゆでて食べやすい長さに切る。しめじは石づきを取り小房にしてゆでる。▶❷ゆでた黄菊，❶をしょうゆで和える。

f さといもの田楽風 ❶さといもは食べやすい大きさに切りゆでる。▶❷鍋にだし汁，みそ，砂糖，酒を入れて火にかけ，照りが出るまで練ってからみりんを加える。▶❸❶を盛り付け，❷をかけ，炒りごまを散らす。

total

E 697kcal	P 29.8g	F 25.3g	K 1,059mg	Ca 160mg
Fe 4.7mg	VE 2.2mg	VC 26mg	DF 4.3g	NaCl 5.1g

魚 蒸 / きんめだい

大根とハムのたらこマヨネーズ
なすの華風和え
きんめだいの蒸し物
かぶとにんじんの梅和え
米飯
みそ汁

a 米飯

米 80g				
E 285kcal	P 4.9g	F 0.7g	K 70mg	Ca 4mg
Fe 0.6mg	VE 0.1mg	VC 0mg	DF 0.4g	NaCl 0.0g

b みそ汁

みそ 10g	ねぎ 10g	カットわかめ 0.3g		
E 22kcal	P 1.4g	F 0.6g	K 57mg	Ca 16mg
Fe 0.4mg	VE 0.1mg	VC 1mg	DF 0.8g	NaCl 1.3g

c きんめだいの蒸し物

きんめだい 70g　酒　木綿豆腐 50g　春菊 20g 白菜 40g　えのきたけ 20g　生ふ 20g　しょうゆ 12g みりん 5g　だし汁　ゆず(果皮) 1g　豆板醤 1g				
E 222kcal	P 20.7g	F 8.7g	K 611mg	Ca 130mg
Fe 1.8mg	VE 1.8mg	VC 14mg	DF 2.4g	NaCl 2.0g

d なすの華風和え

なす 60g　みつば 5g　ねぎ 5g　しょうが 1g しょうゆ 4g　だし汁				
E 19kcal	P 1.1g	F 0.1g	K 194mg	Ca 15mg
Fe 0.3mg	VE 0.2mg	VC 3mg	DF 1.6g	NaCl 0.6g

e 大根とハムのたらこマヨネーズ

大根　40g	ロースハム　10g	マヨネーズ　5g
たらこ　15g	酒　2g	

E 83kcal	*P* 5.6g	*F* 5.8g	*K* 164mg	*Ca* 15mg
Fe 0.3mg	*VE* 1.6mg	*VC* 14mg	*DF* 0.5g	*NaCl* 1.1g

f かぶとにんじんの梅和え

かぶ　40g	にんじん　5g	梅びしお　5g

E 20kcal	*P* 0.3g	*F* 0.1g	*K* 136mg	*Ca* 12mg
Fe 0.5mg	*VE* 0.0mg	*VC* 8mg	*DF* 0.8g	*NaCl* 0.4g

つくり方

c きんめだいの蒸し物　❶きんめだいは食べやすい大きさに切り，酒をふりかける。生ふは熱湯を通す。春菊，白菜は食べやすい大きさに切り，えのきたけは石づきを取って割く。▶❷器にきんめだい，豆腐，白菜，えのきたけを盛り付け20分蒸す。途中で春菊を加え，さらに蒸す。▶❸鍋にだし汁，みりん，しょうゆを入れ沸騰させる。▶❹❷に生ふを盛り付け，❸をかけ，ゆず皮と豆板醤を添える。

d なすの華風和え　❶なすはゆでて縦に割いておく。▶❷おろししょうが，だし汁，しょうゆ，みじん切りのねぎを合わせ，❶と和える。▶❸器に盛り付け，刻んだみつばを添える。

e 大根とハムのたらこマヨネーズ　❶大根は長めの乱切りにし，やわらかくなるまでゆでる。ハムは短冊切りにし，熱湯をかける。▶❷たらこは酒蒸しにし，あら熱がとれたらほぐしてマヨネーズと合わせ，❶と和える。

f かぶとにんじんの梅和え　❶かぶとにんじんはいちょう切りにし，ゆでる。▶❷❶を梅びしおで和える。

total

E 651kcal	*P* 33.9g	*F* 16.0g	*K* 1,232mg	*Ca* 192mg
Fe 3.9mg	*VE* 3.7mg	*VC* 40mg	*DF* 6.5g	*NaCl* 5.4g

COLUMN
主食がパンの場合とごはんの場合とのエネルギー量の比較

　食パン6枚切りを1枚焼いてバターをぬると，エネルギーは220kcalとなります。食パンのエネルギーが160kcal，バターのエネルギーが60kcalです。また，バターをマーガリンに変えてもエネルギーはほとんど変わりません。なお，大さじ1杯（20g程度）のジャムを加えた場合，エネルギーは60kcal増えますが，低糖度のジャムを使用することで40kcal（30％のカロリーダウン）に抑えることができます。また，ピーナッツクリームやピーナッツバター，チョコレートクリームなどは，大さじ1杯（20g程度）で80〜110kcalにもなってしまうので，さらに注意が必要です。

　主食をパンにする場合は，バターやマーガリンなどの油脂類や，砂糖を多く含むジャムなどを加えることでエネルギーが高くなりがちです。また，合わせるおかずもスクランブルエッグ，ウィンナーソーセージのように，油を使用した料理が多く見られる傾向にあるようで，さらにエネルギーは高くなってしまいます。反対に，ごはんは油脂類をほとんど含まず，おかずも焼き魚，納豆，お浸しのようにあっさりとした料理を合わせる傾向にあるので，自然とエネルギーは低く収まります。

表　パン・ジャム類とごはんのエネルギー量

	分　量	エネルギー
食パン	60g（6枚切1枚）	160 kcal
バターロール	60g（2個）	200 kcal
クロワッサン	60g（2個）	280 kcal
バター	8g（個包装1個）	60 kcal
マーガリン	8g（個包装1個）	60 kcal
ジャム	20g（大さじ1杯）	60 kcal
ピーナッツバター	20g（大さじ1杯）	110 kcal
ごはん	170g（茶碗1膳）	280 kcal

COLUMN
和食のエネルギー量は少ないのか

　一般に，和食はエネルギー量が少ない＝ヘルシーといったイメージを抱きがちです。確かに蒸し物，焼き物，生ものといった料理が多いように思います。では，実際はどうでしょうか。

　これは，幕の内弁当です。よくみる内容ですが，エネルギーはどのくらいになるのでしょうか。

焼き魚	150kcal	ご飯	400kcal
しょうが焼き	200kcal	果物	50kcal
卵焼き	80kcal	香の物	20kcal
煮物	150kcal		
天ぷら	400kcal	合計	1,450kcal

　各々の料理のエネルギーはそれほど高くないのですが，全てを食べたとすると，1,450kcalも摂取してしまうことになります。

　1食で1日に必要なエネルギー量の半分以上を摂取することになり，どうやら「和食はエネルギーが低い」とはいえないようです。では，どのようにすればよいのでしょうか。

　方法は大きく分けて2つあります。

　1つは，エネルギーの高そうな料理（揚げ物）を残したり，主菜になるようなおかずが重なっていたらどちらか1つを食べる，あるいは両方を半分ずつ食べる，などです。

　もう1つは，食べる頻度を減らします。1週間に一度食べる場合と，1か月に一度食べるのとでは意味がまったく違ってきます。

　このように，「食べられない」と考えるのではなく，「どうしたら食べられるか」と考えることが大切です。

　また，このような食べ方は和食に限ったことではありません。洋食や中華でも同じように考えることができます。

　しかし，フランス料理のフルコースは1人前2,500kcalくらいあるので，かなり気をつけて食べる必要がありそうです。

卵焼

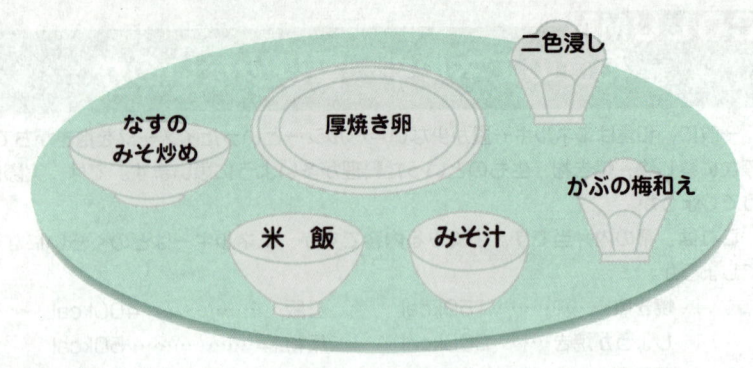

二色浸し
なすのみそ炒め
厚焼き卵
かぶの梅和え
米 飯
みそ汁

a 米 飯

米　80g				
E 285kcal	*P* 4.9g	*F* 0.7g	*K* 70mg	*Ca* 4mg
Fe 0.6mg	*VE* 0.1mg	*VC* 0mg	*DF* 0.4g	*NaCl* 0.0g

b みそ汁

みそ　10g	さつまいも　20g	ねぎ　10g		
E 48kcal	*P* 1.5g	*F* 0.7g	*K* 150mg	*Ca* 21mg
Fe 0.6mg	*VE* 0.4mg	*VC* 7mg	*DF* 1.2g	*NaCl* 1.2g

c 厚焼き卵

卵　70g　　かに風味かまぼこ　10g　　だし汁　　砂糖　2g 塩　0.6g　　油　2g				
E 141kcal	*P* 9.8g	*F* 9.3g	*K* 99mg	*Ca* 48mg
Fe 1.3mg	*VE* 1.0mg	*VC* 0mg	*DF* 0.0g	*NaCl* 1.1g

d なすのみそ炒め

なす　60g　　にんじん　10g　　ピーマン　10g　　ねぎ　20g 豚ばら肉（脂身つき）　10g　　しょうが　0.5g　　しょうゆ　1g みそ　5g　　砂糖　0.5g　　油　2g　　あさつき　2g				
E 100kcal	*P* 3.0g	*F* 6.4g	*K* 268mg	*Ca* 27mg
Fe 0.6mg	*VE* 0.7mg	*VC* 13mg	*DF* 2.6g	*NaCl* 0.8g

卵焼

e 二色浸し

| ほうれんそう 40g | 白菜 20g | しょうゆ 3g |
| かつお節 0.5g | | |

| *E* 15kcal | *P* 1.7g | *F* 0.2g | *K* 336mg | *Ca* 29mg |
| *Fe* 0.9mg | *VE* 0.9mg | *VC* 18mg | *DF* 1.4g | *NaCl* 0.4g |

f かぶの梅和え

| かぶ 40g | 梅干し 5g | みりん 2g |

| *E* 14kcal | *P* 0.3g | *F* 0.1g | *K* 134mg | *Ca* 13mg |
| *Fe* 0.2mg | *VE* 0.0mg | *VC* 8mg | *DF* 0.8g | *NaCl* 1.1g |

つくり方

c 厚焼き卵 ❶だし汁に砂糖と塩を溶かしてひと煮立ちさせ，冷ます。▶ ❷卵を割りほぐし，割いたかにかまぼこと❶を合わせ，フライパンに油を熱し，厚焼き卵をつくる。

d なすのみそ炒め ❶なすはたて半分に切り，斜めにスライスする。にんじんは短冊切り，ねぎは斜めに，ピーマンは半月に切る。▶ ❷フライパンに油を熱し，しょうがのみじん切りと豚肉を炒める。豚肉の色が変わってきたら❶を加え，さらに炒める。▶ ❸野菜に火が通ったら，砂糖，しょうゆ，みそを加え，小口切りのあさつきを散らす。

e 二色浸し ❶ほうれんそうと白菜はゆでて食べやすい大きさに切る。
▶ ❷❶をしょうゆで和え，かつお節を散らす。

f かぶの梅和え ❶かぶはいちょう切りにする。▶ ❷梅干しは種を取って軽くたたき，アルコールをとばしたみりんと合わせる。▶ ❸❶と❷を和える。

total

| *E* 603kcal | *P* 21.3g | *F* 17.3g | *K* 1,058mg | *Ca* 142mg |
| *Fe* 4.2mg | *VE* 3.1mg | *VC* 46mg | *DF* 6.3g | *NaCl* 4.7g |

卵焼

図中:
- 大根のえびあんかけ
- かに玉
- さやいんげんとかまぼこの梅和え
- 米 飯
- レタスのスープ
- はるさめサラダ

a 米 飯

| 米　80g |

| E 285kcal | P 4.9g | F 0.7g | K 70mg | Ca 4mg |
| Fe 0.6mg | VE 0.1mg | VC 0mg | DF 0.4g | NaCl 0.0g |

b レタスのスープ

| レタス　10g　　たまねぎ　5g　　コンソメ　0.5g　　塩　1g |

| E 5kcal | P 0.2g | F 0.0g | K 30mg | Ca 4mg |
| Fe 0.0mg | VE 0.0mg | VC 1mg | DF 0.2g | NaCl 1.2g |

c かに玉

卵　75g　　ずわいがに（水煮缶詰）　20g
かに風味かまぼこ　10g　　ねぎ　10g　　干ししいたけ　0.5g
塩　0.5g　　こしょう　　酒　1g　　油　3g　　砂糖　2g　　酢　3g　　しょうゆ　3g　　片栗粉　0.5g　　コンソメ　0.5g

| E 183kcal | P 14.1g | F 10.9g | K 151mg | Ca 69mg |
| Fe 1.6mg | VE 1.6mg | VC 1mg | DF 0.4g | NaCl 2.0g |

d 大根のえびあんかけ

大根　100g　　塩　0.3g　　しばえび　30g　　酒　1g　　だし汁
しょうゆ　0.5g　　塩　0.7g　　みりん　1g　　片栗粉　0.5g

| E 48kcal | P 6.2g | F 0.2g | K 311mg | Ca 41mg |
| Fe 0.5mg | VE 0.5mg | VC 13mg | DF 1.4g | NaCl 1.2g |

卵焼

e さやいんげんとかまぼこの梅和え

| さやいんげん(ゆで) | 50g | かまぼこ | 10g | 梅びしお | 5g |
| みりん | 1g | | | | |

| E 35kcal | P 2.1g | F 0.2g | K 156mg | Ca 32mg |
| Fe 0.7mg | VE 0.1mg | VC 3mg | DF 1.4g | $NaCl$ 0.6g |

f はるさめサラダ

| はるさめ(乾) | 15g | にんじん | 10g | きゅうり | 10g |
| しょうゆ | 4g | 酢 4g | 豆板醤 0.1g | 油 2g | |

| E 79kcal | P 0.5g | F 2.1g | K 69mg | Ca 10mg |
| Fe 0.3mg | VE 0.3mg | VC 2mg | DF 0.9g | $NaCl$ 0.6g |

つくり方

c かに玉 ❶干ししいたけは水でもどして細切り，ねぎは小口切りにする。かに缶とかにかまぼこはほぐして酒をふりかける。▶ ❷溶き卵に❶を加え，塩，こしょうで味をつけ混ぜ合わせる。▶ ❸フライパンに油を熱し❷を加え，大きく円を描きながら形を整え両面を焼き上げる。▶ ❹鍋に砂糖，しょうゆ，酢，水，コンソメを加えて沸騰させ，水溶き片栗粉でとろみをつける。▶ ❺器に❸を盛り，❹をかける。

d 大根のえびあんかけ ❶大根は半月切りにし，塩を加えた湯でやわらかくなるまでゆでる。▶ ❷しばえびは酒蒸しにする。▶ ❸鍋にだし汁，塩，しょうゆ，みりんを入れて沸騰させる。沸騰したら❷を加え，水溶き片栗粉でとろみをつける。▶ ❹器に❶を盛り付け，❸をかける。

e さやいんげんとかまぼこの梅和え ❶さやいんげんはゆでて食べやすい長さに切る。かまぼこは短冊切りにし熱湯をかける。▶ ❷梅びしおと沸騰させたみりんを混ぜ合わせ，❶と和える。

f はるさめサラダ ❶はるさめはゆでもどし，食べやすい長さに切る。にんじんときゅうりは千切りにする。▶ ❷しょうゆ，酢，豆板醤，油を混ぜ合わせ，❶にかける。

total

| E 635kcal | P 28.0g | F 14.2g | K 787mg | Ca 160mg |
| Fe 3.7mg | VE 2.7mg | VC 20mg | DF 4.7g | $NaCl$ 5.7g |

卵炒

- りんごのサラダ
- ビーフン炒め
- ほたて入り卵とじ
- ゆでじゃがいもの和え物
- 米　飯
- コンソメスープ

a 米　飯

米　80g				
E 285kcal	*P* 4.9g	*F* 0.7g	*K* 70mg	*Ca* 4mg
Fe 0.6mg	*VE* 0.1mg	*VC* 0mg	*DF* 0.4g	*NaCl* 0.0g

b コンソメスープ

コンソメ　0.5g　　塩　1g　　こしょう　　マッシュルーム　15g さやいんげん（ゆで）　5g				
E 5kcal	*P* 0.6g	*F* 0.1g	*K* 68mg	*Ca* 4mg
Fe 0.1mg	*VE* 0.0mg	*VC* 0mg	*DF* 0.4g	*NaCl* 1.2g

c ほたて入り卵とじ

卵　50g　ほたてがい（貝柱）　40g　酒　1g　塩　0.1g　砂糖　1g しょうゆ　1g　　塩　0.6g　　油　3g　　あさつき　2g				
E 148kcal	*P* 13.5g	*F* 8.2g	*K* 244mg	*Ca* 29mg
Fe 1.0mg	*VE* 1.3mg	*VC* 1mg	*DF* 0.1g	*NaCl* 1.2g

d ビーフン炒め

ビーフン　15g　しいたけ　10g　にんじん　10g　たまねぎ　30g 油　2g　　塩　1g　　こしょう　　グリンピース（ゆで）　5g				
E 97kcal	*P* 2.1g	*F* 2.3g	*K* 124mg	*Ca* 14mg
Fe 0.3mg	*VE* 0.3mg	*VC* 5mg	*DF* 1.7g	*NaCl* 1.0g

e りんごのサラダ

レタス 10g	りんご 20g	ヨーグルト（全脂無糖） 3g
マヨネーズ 3g		

E 34kcal	*P* 0.3g	*F* 2.3g	*K* 48mg	*Ca* 7mg
Fe 0.1mg	*VE* 0.4mg	*VC* 1mg	*DF* 0.4g	*NaCl* 0.1g

f ゆでじゃがいもの和え物

じゃがいも 40g	さけフレーク 5g

E 44kcal	*P* 1.9g	*F* 0.8g	*K* 187mg	*Ca* 2mg
Fe 0.2mg	*VE* 0.1mg	*VC* 14mg	*DF* 0.5g	*NaCl* 0.3g

つくり方

c ほたて入り卵とじ
❶ほたては1個を3～4等分にし，酒と塩をふりかけ蒸す。▶ ❷溶き卵に砂糖，塩，しょうゆを加え，混ぜ合わせる。▶ ❸フライパンに油を熱し，❷を流し入れ，大きく円を描くように炒り卵をつくる。▶ ❹❸が完全に固まらないうちに❶を加え，卵と混ぜ合わせる。▶ ❺❹を器に盛り付け，小口切りのあさつきを散らす。

d ビーフン炒め
❶ビーフンは熱湯でもどし，食べやすい長さに切る。▶ ❷たまねぎ，にんじん，しいたけは細切りにする。▶ ❸フライパンに油を熱し，にんじんとたまねぎを炒める。野菜がしんなりしてきたら❶としいたけを加え，さらに炒める。▶ ❹野菜に火が通ったら，塩，こしょうで味を調え，グリンピースを散らす。

e りんごのサラダ
❶りんごはいちょう切りにする。レタスは食べやすい大きさにちぎり，りんごと合わせる。▶ ❷器に❶を盛り付け，ヨーグルトとマヨネーズを合わせたものをかける。

f ゆでじゃがいもの和え物
❶じゃがいもはいちょう切りにしてゆでる。▶ ❷❶をさけフレークと和える。

total

E 613kcal	*P* 23.3g	*F* 14.5g	*K* 742mg	*Ca* 60mg
Fe 2.3mg	*VE* 2.3mg	*VC* 22mg	*DF* 3.5g	*NaCl* 3.7g

COLUMN 間食についての注意

　食事以外のすべての食品を間食として考えます。デザート類は，流行や季節によってもさまざまに変化しますが，エネルギーは，低いものから1つで食事1食分に相当するくらいの高いものまでいろいろあります。

　生地にバターが練りこまれているパイや，生クリームやチョコレートが使用されている洋菓子は，エネルギーが高くなりがちです。一方，和菓子はバターやクリームが使われていないので，洋菓子の半分くらいのエネルギーになります。

　スナック菓子は，エネルギーのほとんどが糖質と脂質でできています。袋から必要な分だけを出して食べるなど，食べ過ぎないように注意が必要です。クッキーやチョコレートは，2枚3枚と食べ続けると高エネルギーになってしまいます。せんべい自体には砂糖や油脂はほとんど含まれていませんが，砂糖がついているもの，揚げたものはエネルギーが高くなりがちです。

　間食は，エネルギーがある飲み物も含めて1日に200kcal以内がちょうどよいとされています。

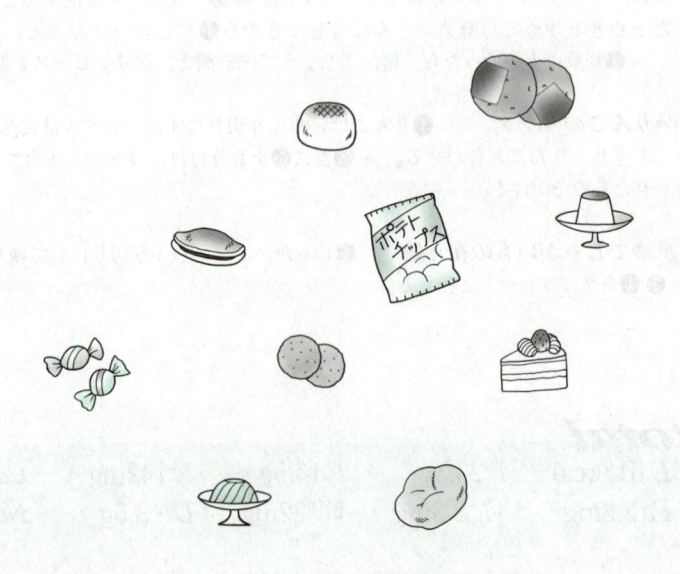

表 主な間食のエネルギー量

	分　量	エネルギー
ショートケーキ	1個（110g）	380 kcal
チョコレートケーキ	1個（110g）	360 kcal
アップルパイ	1個（180g）	570 kcal
シュークリーム	1個 （70g）	180 kcal
カスタードプリン	1個（150g）	190 kcal
ゼリー	1個（130g）	110 kcal
どら焼き	1個 （90g）	260 kcal
豆大福	1個（110g）	250 kcal
蒸し饅頭	1個 （35g）	100 kcal
練り切り	1個 （45g）	120 kcal
ポテトチップス	1/4袋（25g）	140 kcal
クッキー	1個 （8g）	50 kcal
チョコレート	1/5枚（10g）	60 kcal
トリュフ	1個 （15g）	90 kcal
飴	2個（10g）	40 kcal
板ガム	2枚 （6g）	30 kcal
固焼きせんべい	1枚 （15g）	60 kcal
歌舞伎揚げ	1枚 （14g）	80 kcal
柿の種（ピーナツ入り）	30g	150 kcal
かりんとう	5個 （42g）	190 kcal
ナッツ類	20g	120 kcal

豆腐煮

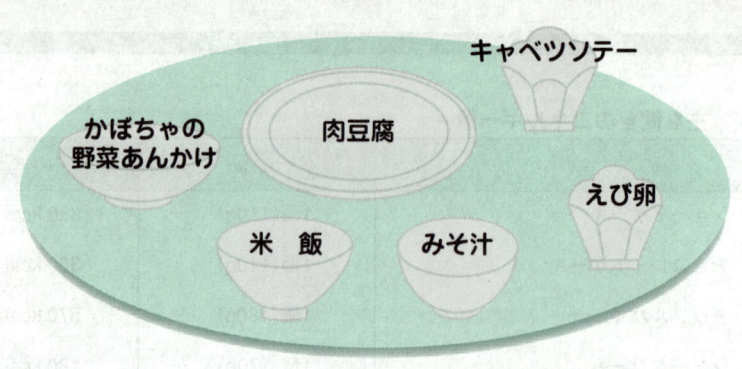

キャベツソテー
かぼちゃの野菜あんかけ
肉豆腐
えび卵
米 飯
みそ汁

a 米 飯

米 80g				
E 285kcal	*P* 4.9g	*F* 0.7g	*K* 70mg	*Ca* 4mg
Fe 0.6mg	*VE* 0.1mg	*VC* 0mg	*DF* 0.4g	*NaCl* 0.0g

b みそ汁

みそ 10g	大根 20g	大根の葉 3g		
E 24kcal	*P* 1.4g	*F* 0.6g	*K* 96mg	*Ca* 23mg
Fe 0.5mg	*VE* 0.2mg	*VC* 4mg	*DF* 0.9g	*NaCl* 1.2g

c 肉豆腐

木綿豆腐 100g 豚ヒレ肉 30g たまねぎ 30g だし汁 砂糖 2g 酒 1g みそ 14g あさつき 2g				
E 153kcal	*P* 15.5g	*F* 5.6g	*K* 365mg	*Ca* 142mg
Fe 1.9mg	*VE* 0.4mg	*VC* 3mg	*DF* 1.6g	*NaCl* 1.8g

d かぼちゃの野菜あんかけ

かぼちゃ 70g しいたけ 3g にんじん 3g みつば 3g しょうが 0.5g 酒 1g みりん 1g 塩 0.3g しょうゆ 4g だし汁 片栗粉 1g				
E 76kcal	*P* 1.8g	*F* 0.2g	*K* 369mg	*Ca* 14mg
Fe 0.5mg	*VE* 3.5mg	*VC* 31mg	*DF* 2.7g	*NaCl* 0.9g

豆腐煮

e キャベツソテー

キャベツ 50g	にんじん 5g	油 0.5g	塩 0.5g
こしょう			

E 18kcal	P 0.7g	F 0.6g	K 115mg	Ca 23mg
Fe 0.2mg	VE 0.1mg	VC 21mg	DF 1.0g	NaCl 0.5g

f えび卵

卵 25g	しばえび 5g	酒 0.5g	塩 0.3g	こしょう
油 1g	グリンピース(ゆで) 2g			

E 54kcal	P 4.2g	F 3.6g	K 53mg	Ca 17mg
Fe 0.6mg	VE 0.5mg	VC 0mg	DF 0.2g	NaCl 0.4g

つくり方

c 肉豆腐 ❶豆腐，豚肉は食べやすい大きさに，たまねぎはくし型に切る。▶ ❷鍋にだし汁と砂糖，酒，みそを入れて混ぜ合わせ，❶を加え火にかける。▶ ❸豚肉に火が通ったら，小口切りのあさつきを散らす。

d かぼちゃの野菜あんかけ ❶かぼちゃは食べやすい大きさに切ってゆでる。▶ ❷しいたけ，にんじんは細切りにする。▶ ❸鍋にだし汁，千切りのしょうが，❷を入れて沸騰させる。▶ ❹野菜に火が通ったら，塩，しょうゆ，酒，みりんで味を調え，水溶き片栗粉でとろみをつける。▶ ❺器に❶を盛り付け，❹をかける。上に刻んだみつばをのせる。

e キャベツソテー ❶キャベツとにんじんは短冊切りにする。▶ ❷フライパンに油を熱し，❶を炒める。野菜に火が通ったら，塩，こしょうで味を調える。

f えび卵 ❶しばえびは酒をふりかけ蒸す。▶ ❷溶き卵に塩，こしょうを加え，混ぜ合わせる。▶ ❸フライパンに油を熱し，❷を入れ炒り卵をつくる。途中，卵が固まらないうちに❶を加え，完全に火を通し，ゆでたグリンピースを散らす。

total

E 609kcal	P 28.5g	F 11.4g	K 1,067mg	Ca 222mg
Fe 4.2mg	VE 4.7mg	VC 59mg	DF 6.9g	NaCl 4.8g

豆腐炒

- もやしの華風和え
- じゃがいもの炒り煮
- 家常豆腐
- 米飯
- エリンギのスープ
- 大根ときゅうりのピクルス風

a 米 飯

米　80g

| *E* 285kcal | *P* 4.9g | *F* 0.7g | *K* 70mg | *Ca* 4mg |
| *Fe* 0.6mg | *VE* 0.1mg | *VC* 0mg | *DF* 0.4g | *NaCl* 0.0g |

b エリンギのスープ

コンソメ　0.5g　　塩　1g　　こしょう　　ごま油　0.5g エリンギ　15g　　あさつき　2g

| *E* 10kcal | *P* 0.7g | *F* 0.6g | *K* 78mg | *Ca* 1mg |
| *Fe* 0.1mg | *VE* 0.0mg | *VC* 1mg | *DF* 0.7g | *NaCl* 1.2g |

c 家常豆腐

豚もも肉（脂身つき）　30g　　生揚げ　50g　　たけのこ（ゆで）　10g 干ししいたけ　1g　　にんじん　10g　　さやえんどう（ゆで）　5g ねぎ　10g　　しょうが　1g　　にんにく　0.5g　　みそ　5g 砂糖　1g　　しょうゆ　3g　　油　2g　　コンソメ　0.3g 豆板醤　0.5g　　片栗粉　0.5g

| *E* 205kcal | *P* 12.5g | *F* 14.1g | *K* 316mg | *Ca* 137mg |
| *Fe* 1.9mg | *VE* 1.0mg | *VC* 5mg | *DF* 2.1g | *NaCl* 1.2g |

d じゃがいもの炒り煮

じゃがいも　60g　　たまねぎ　20g　　にんじん　10g　　さやいんげん（ゆで）　10g　　油　2g　　しょうゆ　6g　　酒　2g　　みりん　2g

| *E* 89kcal | *P* 1.9g | *F* 2.1g | *K* 355mg | *Ca* 16mg |
| *Fe* 0.5mg | *VE* 0.3mg | *VC* 24mg | *DF* 1.6g | *NaCl* 0.9g |

豆腐・炒

e もやしの華風和え

もやし 20g	ピーマン 10g	しめじ 10g	さくらえび(煮干し) 1g
しょうゆ 3g	酢 2g	ごま油 0.5g	かぼす(果汁) 2g

| E 18kcal | P 1.7g | F 0.6g | K 98mg | Ca 25mg |
| Fe 0.2mg | VE 0.2mg | VC 11mg | DF 0.9g | $NaCl$ 0.5g |

f 大根ときゅうりのピクルス風

大根 30g	きゅうり 20g	酢 5g	塩 0.3g	砂糖 1g

| E 15kcal | P 0.4g | F 0.1g | K 110mg | Ca 16mg |
| Fe 0.1mg | VE 0.0mg | VC 12mg | DF 0.8g | $NaCl$ 0.3g |

つくり方

c 家常豆腐　❶豚肉は食べやすい大きさに切る。▶❷砂糖，しょうゆ，みそ，コンソメを合わせる。▶❸生揚げは湯通ししてから短冊に切る。ゆでたたけのこ，にんじんは短冊に，干ししいたけは水でもどしてから放射状に4～6等分，ねぎはざく切りにする。▶❹フライパンに油を熱し，豆板醤，みじん切りのしょうがとにんにくを炒める。香りが出てきたら❶を加え炒める。▶❺豚肉の色が変わってきたら，たけのこ，干ししいたけ，にんじんを加え炒め，全体に油がまわったら生揚げを加える。▶❻全体に火が通ったら❷を加え，水溶き片栗粉でとろみをつけ，さやえんどうを加え，味をからめる。

d じゃがいもの炒り煮　❶じゃがいもとにんじんは短冊切りにする。たまねぎはくし型，さやいんげんは食べやすい長さに切る。▶❷鍋に油を熱し，じゃがいもとにんじんを炒める。じゃがいもが透き通ってきたらたまねぎを加え，さらに炒める。▶❸じゃがいもとにんじんに火が通ってきたら，しょうゆ，酒，みりんを加え，さやいんげんを加えて味をなじませる。

e もやしの華風和え　❶しめじは石づきを取り小房にする。ピーマンは細切りにする。しめじ，もやしをゆでる。▶❷さくらえびはフライパンで乾煎りしておく。▶❸しょうゆ，酢，ごま油，かぼす果汁を混ぜ合わせ，❶と和えてから❷を散らす。

f 大根ときゅうりのピクルス風　❶大根ときゅうりは食べやすい大きさに切り，塩をふりかけしんなりさせる。▶❷酢と砂糖を混ぜ合わせ，❶を30分～1時間つけ込む。

total

| E 622kcal | P 22.0g | F 18.3g | K 1,026mg | Ca 200mg |
| Fe 3.4mg | VE 1.6mg | VC 52mg | DF 6.5g | $NaCl$ 4.0g |

COLUMN ジュース，コーヒー，牛乳，アルコールなど，飲み物のエネルギーと上手な飲み方

　市販の飲み物にはたくさんの種類があります。水，お茶，ウーロン茶などのノンカロリーの飲み物はたくさん飲んでも問題はありません。コーヒー，紅茶はブラック，もしくはストレートであればこれにあてはまります。しかし，コーヒーや紅茶でも，ミルクや砂糖を入れてしまうとエネルギーが高くなってしまいます。

　牛乳は，カルシウムの補給源としてたいへん優れた飲み物なので，1日にコップ1杯はとりたいものです。しかし，エネルギーがあるのでいくら飲んでもよいというわけではありません。

　炭酸飲料，スポーツドリンク，栄養補助飲料は，糖分を多く含むため，たくさん飲むとエネルギー過剰となります。

　スポーツをしたときにスポーツドリンクを，外食をしたときの栄養バランスの偏りを補うために野菜ジュースや豆乳などを，というように，目的に合った飲み方が必要です。

　糖分を含む飲み物は，間食のエネルギーと合わせて1日に200kcal以内におさまるように気をつけます。特に，牛乳は食事と食事の間に飲むと，空腹を紛らわすことができます。

　アルコールは，食欲を増進させるので，適量飲むには体によいといえます。しかし，毎晩，しかも多量に飲む習慣がついてしまうと，肝臓や腎臓に負担がかかります。それから，つまみにも注意が必要です。ナッツ類，チーズなどは，少量の摂取でも高エネルギーとなりやすく，また，揚げ物など脂肪分の多いつまみも，エネルギーの摂取過剰になりやすいので，つまみを選ぶ習慣をつけることも大切です。なお，ごはんの代わりにお酒を飲むという方がいますが，エネルギーは同じくらいでも，お酒の栄養価はごはんに比べてたいへん低いので，お酒はごはんの代わりにはなりません。

　アルコール飲料は，ビタミン，ミネラルなどの他の栄養素をほとんど含みません。また，アルコールの一部は通常の代謝とは異なり，薬物代謝酵素によって代謝されます。

　とりすぎたエネルギーは，主に中性脂肪として蓄積されますので，お酒の飲み方を考えましょう。

表 主な飲み物のエネルギー量

	分 量	エネルギー
お茶	200mL	0 kcal
コーヒー（ブラック）	200mL	5 kcal
コーヒー（砂糖入り）	200mL	20 kcal
コーヒー（ミルク入り）	200mL	20kcal
コーヒー（砂糖＋ミルク入り）	200mL	30 kcal
スポーツドリンク	200mL	50 kcal
オレンジジュース（100％）	200mL	90 kcal
オレンジジュース（30％）	200mL	110 kcal
炭酸飲料	200mL	100 kcal
豆乳	200mL	110 kcal
牛乳	200mL	110 kcal
ビール	1缶（350mL）	150 kcal
日本酒	1合（180mL）	190 kcal
焼酎	お湯割1杯（200mL）	120 kcal
ワイン	グラス1杯（100mL）	80 kcal
ウイスキー	ダブル（60mL）	140 kcal

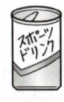

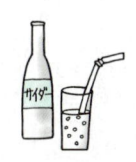

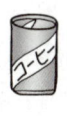

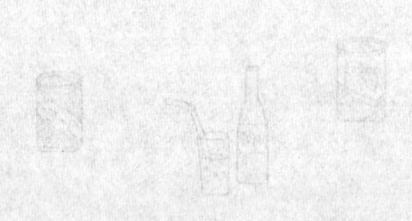

副菜・小鉢もの

和え物・酢の物

1 アスパラガスとえびの酢の物

アスパラガス(ゆで)　40g　　しばえび　5g　　酒　0.5g
塩　0.2g　　しょうゆ　0.5g　　酢　5g　　砂糖　1g

E 20kcal	P 2.0g	F 0.1g	K 119mg	Ca 11mg
Fe 0.3mg	VE 0.7mg	VC 7mg	DF 0.8g	NaCl 0.3g

2 さやいんげんと赤ピーマンのしょうが和え

さやいんげん(ゆで)　20g　　赤ピーマン　20g
しょうが　0.5g　　しょうゆ　5g

E 15kcal	P 0.9g	F 0.1g	K 117mg	Ca 14mg
Fe 0.3mg	VE 0.9mg	VC 35mg	DF 0.9g	NaCl 0.7g

3 うどの辛し酢みそ和え

うど(水さらし)　50g　　みそ　3g　　酢　2g　　みりん
粉からし　0.3g

E 15kcal	P 0.8g	F 0.2g	K 114mg	Ca 7mg
Fe 0.2mg	VE 0.1mg	VC 2mg	DF 0.9g	NaCl 0.4g

4 オクラとえのきたけの辛し和え

オクラ(ゆで)　20g　　えのきたけ　30g　　しょうゆ　5g
粉からし　0.3g

E 18kcal	P 1.7g	F 0.1g	K 180mg	Ca 20mg
Fe 0.5mg	VE 0.2mg	VC 2mg	DF 2.2g	NaCl 0.7g

5 オクラとかぶの梅和え

オクラ(ゆで)　20g　　かぶ　30g　　梅干し　5g　　みりん　2g

E 19kcal	P 0.7g	F 0.1g	K 162mg	Ca 28mg
Fe 0.2mg	VE 0.3mg	VC 7mg	DF 1.7g	NaCl 1.1g

6 かいわれ大根とささみの梅和え

かいわれ大根　40g　　鶏ささみ　10g　　酒　0.5g　　梅干し　5g
みりん　2g

E 26kcal	P 3.2g	F 0.3g	K 104mg	Ca 25mg
Fe 0.3mg	VE 0.9mg	VC 19mg	DF 0.9g	NaCl 1.1g

つくり方

1 アスパラガスとえびの酢の物
❶アスパラガスはゆでて食べやすい長さに切る。えびは酒蒸しにする。
❷塩,しょうゆ,酢,砂糖を混ぜ合わせ,❶と和える。

2 さやいんげんと赤ピーマンのしょうが和え
❶さやいんげんはゆでて食べやすい長さに切る。赤ピーマンはさやいんげんと同じくらいの細切りにし,ゆでておく。
❷おろししょうが,しょうゆで❶を和える。

3 うどの辛し酢みそ和え
❶うどは短冊切りにし,酢水(分量外)にさらしておく。
❷みそ,酢,みりんを混ぜ合わせ沸騰させる。冷めたらからしを加え,うどの水気を切り和える。

4 オクラとえのきたけの辛し和え
❶オクラはゆでて小口切りにする。えのきたけは石づきを取り,割いてゆでる。
❷からし,しょうゆで❶を和える。

5 オクラとかぶの梅和え
❶オクラはゆでて斜めに2～3等分にする。かぶはいちょう切りにしてゆでる。
❷梅干しは種を取り包丁でたたき,煮切ったみりんを加え,混ぜ合わせる。
❸❶を盛り付け,❷を添える。

6 かいわれ大根とささみの梅和え
❶ささみは酒蒸しにして割いておく。かいわれ大根は根を取り洗う。
❷梅干しは種を取り包丁でたたき,煮切ったみりんを加え混ぜ合わせる。
❸❶を❷で和える。

7 かいわれ大根ともやしのわさび和え

| かいわれ大根 10g　もやし(ゆで) 40g　しょうゆ 5g
粉わさび 0.3g |
|---|

| *E* 11kcal | *P* 1.1g | *F* 0.1g | *K* 34mg | *Ca* 16mg |
| *Fe* 0.3mg | *VE* 0.3mg | *VC* 6mg | *DF* 0.8g | *NaCl* 0.7g |

8 きのことささみの深山和え

| しめじ(ゆで) 20g　大根 20g　鶏ささみ 10g
酒 0.5g　しょうゆ 5g |
|---|

| *E* 22kcal | *P* 3.3g | *F* 0.2g | *K* 184mg | *Ca* 7mg |
| *Fe* 0.2mg | *VE* 0.0mg | *VC* 4mg | *DF* 1.0g | *NaCl* 0.7g |

9 きのこのマリネ

| えのきたけ(ゆで) 20g　しいたけ(ゆで) 20g
しめじ(ゆで) 20g　マッシュルーム 10g　砂糖 1g
塩 0.3g　酢 4g |
|---|

| *E* 18kcal | *P* 2.0g | *F* 0.3g | *K* 221mg | *Ca* 1mg |
| *Fe* 0.4mg | *VE* 0.0mg | *VC* 4mg | *DF* 2.5g | *NaCl* 0.3g |

10 キャベツの磯和え

キャベツ(ゆで) 50g　焼きのり 0.3g　しょうゆ 5g

| *E* 14kcal | *P* 1.0g | *F* 0.1g | *K* 73mg | *Ca* 22mg |
| *Fe* 0.2mg | *VE* 0.1mg | *VC* 9mg | *DF* 1.1g | *NaCl* 0.7g |

11 キャベツとにんじんの梅かつお和え

| キャベツ(ゆで) 40g　にんじん(ゆで) 10g
梅びしお 5g　かつお節 0.5g |
|---|

| *E* 23kcal | *P* 0.8g | *F* 0.1g | *K* 77mg | *Ca* 21mg |
| *Fe* 0.5mg | *VE* 0.1mg | *VC* 7mg | *DF* 1.2g | *NaCl* 0.4g |

12 キャベツときゅうりのごま酢和え

| キャベツ(ゆで) 30g　きゅうり 20g　炒りごま 0.5g
しょうゆ 4g　酢 2g |
|---|

| *E* 15kcal | *P* 0.9g | *F* 0.4g | *K* 85mg | *Ca* 24mg |
| *Fe* 0.2mg | *VE* 0.1mg | *VC* 8mg | *DF* 0.9g | *NaCl* 0.6g |

つくり方

7 かいわれ大根ともやしのわさび和え
❶かいわれ大根は根を取り洗う。もやしはゆでる。
❷わさびとしょうゆを混ぜ合わせ，❶と和える。

8 きのことささみの深山和え
❶しめじは石づきを取り小房にしてゆでる。ささみは酒蒸しにして割く。
❷大根おろしとしょうゆで❶を和える。

9 きのこのマリネ
❶えのきたけ，しいたけ，しめじ，マッシュルームは石づきを取り，食べやすい大きさに切ってゆでる。
❷砂糖，塩，酢を混ぜ合わせ，❶と和える。

10 キャベツの磯和え
❶キャベツはゆでてから食べやすい大きさに切る。
❷しょうゆとちぎった焼きのりで❶を和える。

11 キャベツとにんじんの梅かつお和え
❶キャベツはゆでてから食べやすい大きさに切る。にんじんは短冊切りにしてゆでる。
❷梅びしおとかつお節を混ぜ合わせ，❶と和える。

12 キャベツときゅうりのごま酢和え
❶きゅうりは短冊に切る。キャベツはゆでてから食べやすい大きさに切る。
❷ごま，しょうゆ，酢を混ぜ合わせ，❶と和える。

13 きゅうりとくらげのキムチ和え

きゅうり 30g　　くらげ(塩蔵-塩抜き)　10g
白菜キムチ　10g

E 11kcal　　*P* 1.1g　　*F* 0.1g　　*K* 94mg　　*Ca* 13mg
Fe 0.2mg　*VE* 0.1mg　*VC* 7mg　*DF* 0.6g　*NaCl* 0.3g

14 きゅうりとわかめの酢の物

きゅうり 40g　　カットわかめ 1g　　塩 0.2g
しょうゆ 0.5g　　酢 4g　　砂糖 1g

E 12kcal　*P* 0.6g　*F* 0.1g　*K* 87mg　*Ca* 19mg
Fe 0.2mg　*VE* 0.1mg　*VC* 6mg　*DF* 0.8g　*NaCl* 0.5g

15 こごみのごま和え

こごみ 40g　　しょうゆ 5g　　炒りごま 0.5g

E 18kcal　*P* 1.7g　*F* 0.4g　*K* 162mg　*Ca* 18mg
Fe 0.4mg　*VE* 0.7mg　*VC* 11mg　*DF* 2.1g　*NaCl* 0.7g

16 こんにゃくともやしのキムチ風

こんにゃく 20g　　もやし(ゆで) 30g　　白菜キムチ 20g

E 14kcal　*P* 1.0g　*F* 0.1g　*K* 78mg　*Ca* 25mg
Fe 0.3mg　*VE* 0.1mg　*VC* 5mg　*DF* 1.5g　*NaCl* 0.4g

17 こまつ菜としらすのお浸し

こまつ菜(ゆで) 50g　　しらす干し 3g　　しょうゆ 4g

E 17kcal　*P* 2.3g　*F* 0.2g　*K* 100mg　*Ca* 92mg
Fe 1.1mg　*VE* 0.8mg　*VC* 11mg　*DF* 1.2g　*NaCl* 0.8g

18 ししとうとささみのポン酢浸し

ししとうがらし 20g　　鶏ささみ 20g　　酒 1g
すだち(果汁) 3g　　しょうゆ 5g

E 32kcal　*P* 5.4g　*F* 0.2g　*K* 176mg　*Ca* 5mg
Fe 0.2mg　*VE* 0.3mg　*VC* 13mg　*DF* 0.7g　*NaCl* 0.7g

つくり方

13 きゅうりとくらげのキムチ和え
❶きゅうりはたたいて食べやすい大きさに切る。くらげは塩抜きし，ゆでて食べやすい大きさに切る。
❷食べやすい大きさに切った白菜キムチで❶を和える。

14 きゅうりとわかめの酢の物
❶きゅうりは小口切りにし，わかめは水でもどしておく。
❷塩，しょうゆ，酢，砂糖で❶を和える。

15 こごみのごま和え
❶こごみはゆでる。
❷しょうゆ，ごまで❶を和える。

16 こんにゃくともやしのキムチ風
❶こんにゃくは短冊切りにしゆでる。もやしもゆでる。
❷細く切った白菜キムチで❶を和える。

17 こまつ菜としらすのお浸し
❶こまつ菜はゆでて食べやすい長さに切る。しらすは熱湯をかける。
❷しょうゆで❶を和える。

18 ししとうとささみのポン酢浸し
❶ささみは酒蒸しにして割く。ししとうはゆでる。
❷すだち果汁，しょうゆで❶を和える。

19 しめじとこんにゃくの酢みそ和え

| しめじ(ゆで)　30g　　こんにゃく　20g　　酢　2g |
| みそ　3g　　砂糖　0.5g |

| *E* 15kcal | *P* 1.2g | *F* 0.4g | *K* 132mg | *Ca* 12mg |
| *Fe* 0.3mg | *VE* 0.0mg | *VC* 2mg | *DF* 1.7g | *NaCl* 0.4g |

20 春菊としめじののり和え

| 春菊(ゆで)　40g　　しめじ　10g　　焼きのり　0.3g |
| しょうゆ　5g |

| *E* 17kcal | *P* 1.9g | *F* 0.3g | *K* 173mg | *Ca* 50mg |
| *Fe* 0.6mg | *VE* 0.8mg | *VC* 3mg | *DF* 2.0g | *NaCl* 0.8g |

21 春菊の三色和え

| 春菊(ゆで)　40g　　きく(花びら, ゆで)　0.5g |
| ほたて貝(貝柱水煮缶詰)　10g　　しょうゆ　4g |

| *E* 25kcal | *P* 3.4g | *F* 0.3g | *K* 161mg | *Ca* 55mg |
| *Fe* 0.7mg | *VE* 1.0mg | *VC* 2mg | *DF* 1.6g | *NaCl* 0.7g |

22 せりの辛し和え

| せり(ゆで)　50g　　粉からし　0.3g　　しょうゆ　5g |

| *E* 14kcal | *P* 1.5g | *F* 0.1g | *K* 117mg | *Ca* 21mg |
| *Fe* 0.8mg | *VE* 0.3mg | *VC* 5mg | *DF* 1.4g | *NaCl* 0.7g |

23 せりともやしの酢の物

| せり(ゆで)　20g　　もやし(ゆで)　30g　　しょうゆ　4g |
| 酢　2g　　砂糖　1g |

| *E* 15kcal | *P* 1.1g | *F* 0.0g | *K* 57mg | *Ca* 16mg |
| *Fe* 0.4mg | *VE* 0.2mg | *VC* 3mg | *DF* 1.0g | *NaCl* 0.6g |

24 セロリのキムチ和え

| セロリ　30g　　白菜キムチ　20g |

| *E* 14kcal | *P* 0.9g | *F* 0.1g | *K* 191mg | *Ca* 21mg |
| *Fe* 0.2mg | *VE* 0.2mg | *VC* 7mg | *DF* 1.0g | *NaCl* 0.5g |

つくり方

19 しめじとこんにゃくの酢みそ和え
❶しめじは石づきを取りほぐしてゆでる。こんにゃくは短冊に切りゆでる。
❷酢, みそ, 砂糖を混ぜ合わせ, 沸騰させる。冷めたら❶と和える。

20 春菊としめじののり和え
❶春菊はゆでて食べやすい長さに切る。しめじは石づきを取りほぐしてゆでる。
❷しょうゆ, ちぎったのりで❶を和える。

21 春菊の三色和え
❶春菊はゆでて食べやすい長さに切る。きくは花びらだけを取りゆでる。
❷ほぐした貝柱と❶をしょうゆで和える。

22 せりの辛し和え
❶せりはゆでて食べやすい長さに切る。
❷からしとしょうゆを混ぜ合わせ, ❶と和える。

23 せりともやしの酢の物
❶せりはゆでて食べやすい長さに切る。もやしはゆでる。
❷しょうゆ, 酢, 砂糖を混ぜ合わせ, ❶と和える。

24 セロリのキムチ和え
❶セロリは食べやすい大きさの薄切りにし, キムチと和える。

25 大根と茎わかめの酢の物

大根 30g	にんじん 10g	茎わかめ（湯通し塩蔵−塩抜き）
20g 砂糖 1g	塩 0.2g	酢 4g

E 17kcal	*P* 0.4g	*F* 0.1g	*K* 115mg	*Ca* 27mg
Fe 0.2mg	*VE* 0.1mg	*VC* 4mg	*DF* 1.7g	*NaCl* 1.8g

26 たまねぎのゆかり和え

たまねぎ 40g	ゆかり 1g

E 15kcal	*P* 0.4g	*F* 0.0g	*K* 66mg	*Ca* 11mg
Fe 0.1mg	*VE* 0.1mg	*VC* 3mg	*DF* 0.7g	*NaCl* 0.5g

27 チンゲンサイのしょうが和え

チンゲンサイ 50g	しょうが 1g	しょうゆ 5g

E 8kcal	*P* 0.7g	*F* 0.1g	*K* 152mg	*Ca* 52mg
Fe 0.6mg	*VE* 0.4mg	*VC* 12mg	*DF* 0.6g	*NaCl* 0.8g

28 チンゲンサイの辛し和え

チンゲンサイ 50g	さくらえび（煮干し） 1g
しょうゆ 5g	粉からし 0.3g

E 12kcal	*P* 1.4g	*F* 0.1g	*K* 164mg	*Ca* 72mg
Fe 0.7mg	*VE* 0.4mg	*VC* 12mg	*DF* 0.6g	*NaCl* 0.8g

29 なすのしょうがじょうゆかけ

なす 60g	しょうが 1g	しょうゆ 5g

E 17kcal	*P* 1.1g	*F* 0.1g	*K* 154mg	*Ca* 12mg
Fe 0.3mg	*VE* 0.2mg	*VC* 2mg	*DF* 1.3g	*NaCl* 0.7g

30 にがうりとトマトの和風和え

にがうり 10g	トマト 40g	かつお節 0.2g
しょうゆ 5g		

E 14kcal	*P* 0.9g	*F* 0.1g	*K* 131mg	*Ca* 6mg
Fe 0.2mg	*VE* 0.4mg	*VC* 14mg	*DF* 0.7g	*NaCl* 0.7g

つくり方

25 大根と茎わかめの酢の物
①大根とにんじんは短冊切りにしてゆでる。茎わかめは湯通しする。
②砂糖，塩，酢を混ぜ合わせ，①と和える。

26 たまねぎのゆかり和え
①たまねぎは薄めにスライスして水にさらす。
②①の水気を切り，ゆかりと和える。

27 チンゲンサイのしょうが和え
①チンゲンサイはゆでて食べやすい長さに切る。
②おろししょうがとしょうゆで①を和える。

28 チンゲンサイの辛し和え
①チンゲンサイはゆでて食べやすい長さに切る。さくらえびは乾煎りする。
②からしとしょうゆでチンゲンサイを和える。最後にさくらえびを散らす。

29 なすのしょうがじょうゆかけ
①なすはやわらかくゆで，食べやすい大きさに切り盛り付ける。
②おろししょうがとしょうゆを混ぜ合わせ，①の上からかける。

30 にがうりとトマトの和風和え
①にがうりは種を取り，薄めにスライスしてからゆでる。トマトは湯むきし，食べやすい大きさに切る。
②①をしょうゆで和え，かつお節を添える。

31 二色おろし

大根　40g	オクラ（ゆで）　10g	梅干し　5g		
E 12kcal	*P* 0.5g	*F* 0.1g	*K* 142mg	*Ca* 22mg
Fe 0.2mg	*VE* 0.1mg	*VC* 6mg	*DF* 1.3g	*NaCl* 1.1g

32 にらともやしの辛みそ和え

にら（ゆで）　20g　　もやし（ゆで）　30g　　だし汁				
みそ　3g　　しょうゆ　2g　　七味　0.2g　　酒　1g				
E 19kcal	*P* 1.5g	*F* 0.3g	*K* 108mg	*Ca* 21mg
Fe 0.4mg	*VE* 0.7mg	*VC* 3mg	*DF* 1.5g	*NaCl* 0.7g

33 にらのポン酢浸し

にら（ゆで）　50g	しょうゆ　5g	すだち（果汁）　3g		
E 20kcal	*P* 1.7g	*F* 0.3g	*K* 224mg	*Ca* 27mg
Fe 0.4mg	*VE* 1.6mg	*VC* 7mg	*DF* 2.2g	*NaCl* 0.7g

34 ねぎとわかめの酢みそ和え

ねぎ　40g　　カットわかめ（乾）　1g　　酢　2g　　砂糖　0.5g				
みそ　3g　　粉からし　0.3g				
E 22kcal	*P* 0.9g	*F* 0.3g	*K* 91mg	*Ca* 24mg
Fe 0.3mg	*VE* 0.1mg	*VC* 4mg	*DF* 1.4g	*NaCl* 0.6g

35 根みつばとささみのしょうが和え

根みつば（ゆで）　30g　　鶏ささみ　10g　　酒　0.5g				
しょうが　0.5g　　しょうゆ　5g				
E 21kcal	*P* 3.4g	*F* 0.1g	*K* 144mg	*Ca* 21mg
Fe 0.5mg	*VE* 0.4mg	*VC* 4mg	*DF* 1.0g	*NaCl* 0.7g

36 根みつばのわさび和え

根みつば（ゆで）　50g　　しょうゆ　5g				
粉わさび（からし粉入り）　0.3g				
E 15kcal	*P* 1.6g	*F* 0.1g	*K* 158mg	*Ca* 34mg
Fe 0.7mg	*VE* 0.7mg	*VC* 6mg	*DF* 1.7g	*NaCl* 0.7g

つくり方

31 二色おろし
❶オクラはゆでて小口切りにする。梅干しは種を取り軽くたたく。
❷大根おろしでオクラを和え，梅干しを添える。

32 にらともやしの辛みそ和え
❶にらはゆでて食べやすい長さに切る。もやしはゆで，にらと合わせる。
❷だし汁，みそ，しょうゆ，酒を混ぜ合わせ，沸騰させる。冷めたら七味を混ぜ，❶と和える。

33 にらのポン酢浸し
❶にらはゆでて食べやすい長さに切り，盛り付ける。
❷すだち果汁としょうゆを混ぜ合わせ，❶にかける。

34 ねぎとわかめの酢みそ和え
❶ねぎは斜めに薄く切る。
❷酢，砂糖，みそを混ぜ合わせ，沸騰させる。冷めたらからしを加え，❶，水でもどしたわかめと和える。

35 根みつばとささみのしょうが和え
❶根みつばはゆでて食べやすい長さに切る。ささみは酒蒸しにして割く。
❷おろししょうがとしょうゆで❶を和える。

36 根みつばのわさび和え
❶根みつばはゆでて食べやすい長さに切る。
❷わさびとしょうゆで❶を和える。

37 白菜のしょうが和え

白菜 50g	しょうが 1g	しょうゆ 5g		
E 11kcal	*P* 0.8g	*F* 0.1g	*K* 132mg	*Ca* 23mg
Fe 0.2mg	*VE* 0.1mg	*VC* 10mg	*DF* 0.7g	*NaCl* 0.7g

38 白菜とにんじんのごま和え

白菜 40g　にんじん（ゆで） 10g　炒りごま 0.5g しょうゆ 5g　みりん 2g				
E 21kcal	*P* 0.9g	*F* 0.3g	*K* 136mg	*Ca* 28mg
Fe 0.3mg	*VE* 0.1mg	*VC* 8mg	*DF* 0.9g	*NaCl* 0.7g

39 ピーマンのおかか和え

ピーマン 20g　かつお節 0.5g　しょうゆ 5g				
E 10kcal	*P* 1.0g	*F* 0.1g	*K* 62mg	*Ca* 4mg
Fe 0.2mg	*VE* 0.2mg	*VC* 15mg	*DF* 0.5g	*NaCl* 0.7g

40 ピーマンの明太子和え

ピーマン 20g　明太子 5g				
E 13kcal	*P* 1.4g	*F* 0.3g	*K* 61mg	*Ca* 4mg
Fe 0.1mg	*VE* 0.5mg	*VC* 17mg	*DF* 0.5g	*NaCl* 0.2g

41 ひじきのみぞれ和え

干しひじき 2g　大根 30g　しょうゆ 5g				
E 12kcal	*P* 0.7g	*F* 0.1g	*K* 177mg	*Ca* 37mg
Fe 1.2mg	*VE* 0.0mg	*VC* 4mg	*DF* 1.3g	*NaCl* 0.8g

42 ひじきとえびの辛し和え

干しひじき 4g　きゅうり 5g　しばえび 5g　酒 0.5g しょうゆ 5g　粉からし 0.2g				
E 15kcal	*P* 1.9g	*F* 0.1g	*K* 220mg	*Ca* 62mg
Fe 2.4mg	*VE* 0.1mg	*VC* 1mg	*DF* 1.8g	*NaCl* 0.9g

つくり方

37 白菜のしょうが和え
❶白菜はゆでて食べやすい大きさに切る。
❷おろししょうがとしょうゆで❶を和える。

38 白菜とにんじんのごま和え
❶白菜はゆでて食べやすい大きさに切る。にんじんは短冊切りにしゆでる。
❷ごま，しょうゆ，みりんを混ぜ合わせ，❶と和える。

39 ピーマンのおかか和え
❶ピーマンは細切りにしてゆでる。
❷しょうゆとかつお節で❶を和える。

40 ピーマンの明太子和え
❶ピーマンは細切りにしてゆで，明太子と和える。

41 ひじきのみぞれ和え
❶ひじきは水でもどしてゆでる。
❷大根おろしとしょうゆで❶を和える。

42 ひじきとえびの辛し和え
❶ひじきは水でもどしてゆでる。きゅうりは千切りにする。えびは酒蒸しにする。
❷からしとしょうゆを混ぜ合わせ，❶と和える。

43 ブロッコリーの辛し和え

| ブロッコリー(ゆで) | 40g | しょうゆ | 5g | 粉からし | 0.3g |

E 16kcal	*P* 1.9g	*F* 0.2g	*K* 94mg	*Ca* 15mg
Fe 0.4mg	*VE* 0.7mg	*VC* 22mg	*DF* 1.5g	*NaCl* 0.7g

44 ほうれんそうのごまみそ和え

| ほうれんそう(ゆで) | 40g | しめじ | 10g | 炒りごま | 0.5g |
| みそ | 3g | しょうゆ | 2g | みりん | 1g |

E 24kcal	*P* 1.9g	*F* 0.7g	*K* 255mg	*Ca* 37mg
Fe 0.6mg	*VE* 1.1mg	*VC* 8mg	*DF* 2.0g	*NaCl* 0.7g

45 ほうれんそうの梅肉和え

| ほうれんそう(ゆで) | 40g | 梅びしお | 1g | 梅干し | 5g |
| みりん | 2g | | | | |

E 18kcal	*P* 1.1g	*F* 0.2g	*K* 220mg	*Ca* 31mg
Fe 0.5mg	*VE* 1.1mg	*VC* 8mg	*DF* 1.6g	*NaCl* 1.2g

46 水キムチ

| 大根 | 30g | きゅうり | 20g | レモン(果汁) | 5g |
| 七味 | 0.2g | | | | |

E 10kcal	*P* 0.4g	*F* 0.1g	*K* 120mg	*Ca* 13mg
Fe 0.1mg	*VE* 0.1mg	*VC* 9mg	*DF* 0.7g	*NaCl* 0.0g

47 もやしの梅肉和え

| もやし(ゆで) | 50g | 梅干し | 5g | みりん | 2g |

E 13kcal	*P* 0.7g	*F* 0.0g	*K* 28mg	*Ca* 15mg
Fe 0.3mg	*VE* 0.1mg	*VC* 1mg	*DF* 1.0g	*NaCl* 1.1g

48 もやしの三色辛し和え

| もやし(ゆで) | 30g | きゅうり | 10g | にんじん | 10g |
| しょうゆ | 5g | 粉からし | 0.3g | | | |

E 14kcal	*P* 1.0g	*F* 0.1g	*K* 74mg	*Ca* 15mg
Fe 0.3mg	*VE* 0.1mg	*VC* 2mg	*DF* 0.9g	*NaCl* 0.7g

つくり方

43 ブロッコリーの辛し和え
❶ブロッコリーは小房に分け，ゆでて盛り付けておく。
❷からしとしょうゆを混ぜ合わせ，❶の上からかける。

44 ほうれんそうのごまみそ和え
❶ほうれんそうはゆでて食べやすい長さに切る。しめじは石づきを取り，小房にしてゆでる。
❷ごま，みそ，しょうゆ，煮切ったみりんを混ぜ合わせ，❶と和える。

45 ほうれんそうの梅肉和え
❶ほうれんそうはゆでて食べやすい長さに切る。
❷梅干しは種を取り除き軽くたたき，梅びしおと煮切ったみりんを合わせる。
❸❶を❷で和える。

46 水キムチ
❶大根ときゅうりは拍子木切りにする。
❷❶にレモン果汁と七味を加え，しんなりするまで漬け込む。

47 もやしの梅肉和え
❶もやしはゆでる。
❷梅干しは種を取り除きたたいてから煮切ったみりんを合わせ，❶と和える。

48 もやしの三色辛し和え
❶きゅうりとにんじんは千切りにする。もやしはゆでる。
❷しょうゆとからしを混ぜ合わせ，❶と和える。

49 レタスとエリンギの山椒風味

| レタス 20g | エリンギ 30g | しょうゆ 5g |
| 粉山椒 0.2g | | |

E 14kcal	*P* 1.6g	*F* 0.2g	*K* 201mg	*Ca* 7mg
Fe 0.3mg	*VE* 0.1mg	*VC* 1mg	*DF* 1.5g	*NaCl* 0.7g

50 レタスとわかめの酢の物

| レタス 40g | カットわかめ 1g | 大葉 0.5g | 塩 0.3g |
| しょうゆ 0.5g | 酢 4g | 砂糖 1g | |

E 12kcal	*P* 0.5g	*F* 0.1g	*K* 89mg	*Ca* 17mg
Fe 0.2mg	*VE* 0.1mg	*VC* 2mg	*DF* 0.8g	*NaCl* 0.6g

つくり方

49 レタスとエリンギの山椒風味
❶レタスは食べやすい大きさに切り，熱湯をかける。エリンギは短冊切りにしてゆでる。
❷しょうゆで❶を和え，最後に粉山椒をふりかける。

50 レタスとわかめの酢の物
❶レタスは食べやすい大きさに切る。大葉は細く切る。
❷塩，しょうゆ，砂糖，酢を混ぜ合わせ，レタスと和える。
❸レタスがしんなりしたら，水でもどしたわかめと大葉を加え，混ぜ合わせる。

サラダ

1 オニオンスライス

たまねぎ 50g　　しょうゆ 5g　　かつお節 0.5g

E 24kcal　　*P* 1.3g　　*F* 0.1g　　*K* 99mg　　*Ca* 12mg
Fe 0.2mg　　*VE* 0.1mg　　*VC* 4mg　　*DF* 0.8g　　*NaCl* 0.7g

2 ごぼうの梅サラダ

ごぼう 30g　　しょうゆ 3g　　みりん 1g　　梅びしお 2g あさつき 2g

E 29kcal　　*P* 0.9g　　*F* 0.0g　　*K* 118mg　　*Ca* 16mg
Fe 0.4mg　　*VE* 0.2mg　　*VC* 1mg　　*DF* 1.8g　　*NaCl* 0.6g

3 大根と刻み昆布のサラダ

大根 50g　　刻み昆布 1g　　酢 2g　　しょうゆ 4g

E 13kcal　　*P* 0.6g　　*F* 0.1g　　*K* 213mg　　*Ca* 23mg
Fe 0.3mg　　*VE* 0.0mg　　*VC* 6mg　　*DF* 1.1g　　*NaCl* 0.7g

4 豆苗とトマトのサラダ

豆苗 30g　　ミニトマト 15g　　しょうゆ 4g 酢 2g　　炒りごま 0.5g

E 20kcal　　*P* 2.0g　　*F* 0.4g　　*K* 124mg　　*Ca* 14mg
Fe 0.5mg　　*VE* 1.0mg　　*VC* 27mg　　*DF* 1.2g　　*NaCl* 0.6g

つくり方

1 オニオンスライス
❶たまねぎは薄めにスライスし，水にさらしておく。
❷❶を盛り付け，上からしょうゆをかけて，かつお節を添える。

2 ごぼうの梅サラダ
❶ごぼうは細切りにしてゆでる。
❷しょうゆ，煮切ったみりん，梅びしおを混ぜ合わせ，❶と和え，刻んだあさつきを散らす。

3 大根と刻み昆布のサラダ
❶大根は短冊切りにし，刻み昆布と合わせる。
❷酢としょうゆをを混ぜ合わせ，❶と和える。

4 豆苗とトマトのサラダ
❶豆苗は種を取り，食べやすい長さに切ってから熱湯をかける。ミニトマトは4等分くらいにする。
❷しょうゆ，酢，ごまを混ぜ合わせ，❶と和える。

煮　物

1 うどの白煮

うど（水さらし）　50g　　だし汁　　しろしょうゆ　5g
みりん　2g

| *E* 16kcal | *P* 0.4g | *F* 0.0g | *K* 105mg | *Ca* 4mg |
| *Fe* 0.1mg | *VE* 0.1mg | *VC* 2mg | *DF* 0.8g | *NaCl* 0.7g |

2 きのこのピリ辛煮

えのきたけ　30g　　しめじ　30g　　だし汁　　しょうゆ　5g
みりん　2g　　七味　0.2g

| *E* 21kcal | *P* 2.0g | *F* 0.3g | *K* 241mg | *Ca* 2mg |
| *Fe* 0.6mg | *VE* 0.0mg | *VC* 2mg | *DF* 2.3g | *NaCl* 0.7g |

3 刻み昆布と白菜のしょうが煮

白菜　40g　　だし汁　　刻み昆布　3g　　しょうが　0.5g
しょうゆ　5g　　酒　2g

| *E* 15kcal | *P* 0.9g | *F* 0.1g | *K* 355mg | *Ca* 47mg |
| *Fe* 0.5mg | *VE* 0.1mg | *VC* 8mg | *DF* 1.7g | *NaCl* 1.1g |

4 さといもの煮ころがし

さといも　50g　　だし汁　　しょうゆ　5g　　砂糖　3g

| *E* 44kcal | *P* 1.1g | *F* 0.1g | *K* 340mg | *Ca* 6mg |
| *Fe* 0.3mg | *VE* 0.3mg | *VC* 3mg | *DF* 1.2g | *NaCl* 0.7g |

5 ししとうの当座煮

ししとうがらし　40g　　だし汁　　しょうゆ　5g　　みりん　2g
酒　1g　　かつお節　0.5g

| *E* 22kcal | *P* 1.5g | *F* 0.1g | *K* 160mg | *Ca* 6mg |
| *Fe* 0.3mg | *VE* 0.5mg | *VC* 23mg | *DF* 1.4g | *NaCl* 0.7g |

6 じゃがいもの甘辛煮

じゃがいも　50g　　だし汁　　さやいんげん（ゆで）　5g
しょうゆ　5g　　みりん　2g　　砂糖　1g

| *E* 52kcal | *P* 1.3g | *F* 0.1g | *K* 238mg | *Ca* 6mg |
| *Fe* 0.3mg | *VE* 0.0mg | *VC* 18mg | *DF* 0.8g | *NaCl* 0.7g |

つくり方

1 うどの白煮
① うどは食べやすい大きさに切り，水にさらす。
② だし汁，しろしょうゆ，みりんを沸騰させ，①を加え煮る。

2 きのこのピリ辛煮
① えのきたけとしめじは石づきを取り除き割く。
② だし汁としょうゆ，みりんを混ぜ合わせ，沸騰させてから①を加える。
③ 煮汁がなくなってきたら，七味を加える。

3 刻み昆布と白菜のしょうが煮
① 白菜は食べやすい大きさに切る。
② 鍋にだし汁，刻み昆布を加え，沸騰させる。昆布がやわらかくなってきたら①を加え，さらに煮る。
③ 白菜が煮えてきたら，しょうゆ，酒で味をつけ，おろししょうがを加える。

4 さといもの煮ころがし
① さといもは食べやすい大きさに切り，ゆでる。
② 鍋にだし汁，①を入れ，火にかける。
③ さといもがやわらかくなったら，砂糖，しょうゆを加え，味がしみ込むまで煮る。

5 ししとうの当座煮
① ししとうは軸を取る。
② 鍋にだし汁，①を入れ，火にかける。
③ ししとうに火が通ってきたら，しょうゆ，みりん，酒を加えてさらに煮，かつお節を加える。

6 じゃがいもの甘辛煮
① じゃがいもは食べやすい大きさに切る。
② 鍋にだし汁，①を入れ火にかける。じゃがいもが煮えてきたら，砂糖，しょうゆ，みりんを加えさらに煮る。
③ ゆでたさやいんげんを添える。

7 チンゲンサイの煮浸し

| チンゲンサイ 40g　　にんじん 10g　　だし汁 |
| しょうゆ 5g　　みりん 2g　　しょうが |

| *E* 16kcal | *P* 0.7g | *F* 0.1g | *K* 152mg | *Ca* 44mg |
| *Fe* 0.5mg | *VE* 0.3mg | *VC* 10mg | *DF* 0.8g | *NaCl* 0.8g |

8 冬瓜と貝柱のスープ煮

冬瓜 40g　　ほたて貝（貝柱水煮缶詰）　5g
コンソメ 0.5g　　塩 0.5g　　しょうゆ 1g　　こしょう 0.2g

| *E* 14kcal | *P* 1.3g | *F* 0.1g | *K* 98mg | *Ca* 11mg |
| *Fe* 0.1mg | *VE* 0.1mg | *VC* 16mg | *DF* 0.5g | *NaCl* 0.9g |

9 なすの田舎煮

なす 60g　　しょうゆ 5g　　みりん 2g　　七味 0.2g　　だし汁

| *E* 22kcal | *P* 1.1g | *F* 0.1g | *K* 157mg | *Ca* 13mg |
| *Fe* 0.3mg | *VE* 0.2mg | *VC* 2mg | *DF* 1.3g | *NaCl* 0.7g |

10 ねぎとえのきたけの煮浸し

ねぎ 40g　　えのきたけ 10g　　だし汁　　しょうが 1g
みりん 2g　　しょうゆ 5g

| *E* 22kcal | *P* 0.9g | *F* 0.1g | *K* 128mg | *Ca* 14mg |
| *Fe* 0.3mg | *VE* 0.0mg | *VC* 5mg | *DF* 1.3g | *NaCl* 0.7g |

11 白菜とえのきたけの煮浸し

白菜 40g　　えのきたけ 10g　　だし汁　　しょうゆ 5g
みりん 2g

| *E* 16kcal | *P* 1.0g | *F* 0.1g | *K* 142mg | *Ca* 19mg |
| *Fe* 0.3mg | *VE* 0.1mg | *VC* 8mg | *DF* 0.9g | *NaCl* 0.7g |

12 ふきのおかか煮

ふき（ゆで） 50g　　だし汁　　かつお節 0.5g　　みりん 2g
しょうゆ 5g

| *E* 14kcal | *P* 0.9g | *F* 0.0g | *K* 139mg | *Ca* 19mg |
| *Fe* 0.2mg | *VE* 0.1mg | *VC* 0mg | *DF* 0.6g | *NaCl* 0.8g |

つくり方

7 チンゲンサイの煮浸し
❶チンゲンサイはゆでて食べやすい大きさに切る。にんじんは短冊切りにしてゆでる。
❷鍋にだし汁，千切りのしょうが，しょうゆ，みりん，❶を入れ，味がなじむまで煮る。

8 冬瓜と貝柱のスープ煮
❶冬瓜は食べやすい大きさに切る。
❷鍋に水，コンソメを加え沸騰させ，❶を加える。火が通ったら貝柱，塩，しょうゆ，こしょうを加え，味がなじむまで煮る。

9 なすの田舎煮
❶なすはへたを取りたて半分にし，細かく切り込みを入れておく。
❷鍋にだし汁，しょうゆ，みりん，❶を入れ，なすがやわらかくなるまで煮，七味をふりかける。

10 ねぎとえのきたけの煮浸し
❶ねぎは斜めにスライスする。えのきたけは石づきを取り割いてゆでる。
❷鍋にだし汁，千切りのしょうが，みりん，しょうゆ，❶を入れ，味がなじむまで煮る。

11 白菜とえのきたけの煮浸し
❶白菜は食べやすい大きさに切る。えのきたけは石づきを取り割く。
❷鍋にだし汁，しょうゆ，みりん，❶を入れて火にかけ，味がなじむまで煮る。

12 ふきのおかか煮
❶ふきはゆでて皮をむき，食べやすい長さに切る。
❷鍋にだし汁，みりん，しょうゆ，❶を入れ，味がなじむまで煮，かつお節を散らす。

13 わかめとしめじの梅煮

カットわかめ	2g	しめじ	20g	梅干し	5g	みりん	2g
だし汁							

E 13kcal	*P* 1.0g	*F* 0.2g	*K* 107mg	*Ca* 20mg
Fe 0.3mg	*VE* 0.0mg	*VC* 1mg	*DF* 1.6g	*NaCl* 1.6g

つくり方

13 わかめとしめじの梅煮
① しめじは石づきを取り割く。
② 梅干しは種を取りたたき，みりんと合わせておく。
③ 鍋にだし汁，❶を入れ，火にかける。しめじが煮えたら水でもどしたわかめと❷を加え，再沸騰するまで煮る。

その他

1 にらとかにかまぼこのスープ　スープ

| にら（ゆで）　20g　　かに風味かまぼこ　5g　　コンソメ　0.5g |
| 塩　0.5g　　しょうゆ　1g |

| *E* 13kcal | *P* 1.2g | *F* 0.2g | *K* 91mg | *Ca* 12mg |
| *Fe* 0.2mg | *VE* 0.6mg | *VC* 2mg | *DF* 0.9g | *NaCl* 1.0g |

2 エリンギのホイル蒸し　蒸し物

| エリンギ　50g　　しょうゆ　5g　　みりん　2g　　あさつき　2g |

| *E* 21kcal | *P* 2.3g | *F* 0.3g | *K* 256mg | *Ca* 2mg |
| *Fe* 0.2mg | *VE* 0.0mg | *VC* 1mg | *DF* 2.2g | *NaCl* 0.7g |

3 焼きなす　焼き物

| なす　60g　　しょうが　5g　　しょうゆ　1g |

| *E* 17kcal | *P* 1.1g | *F* 0.1g | *K* 154mg | *Ca* 12mg |
| *Fe* 0.3mg | *VE* 0.2mg | *VC* 2mg | *DF* 1.3g | *NaCl* 0.7g |

4 焼きピーマン　焼き物

| ピーマン　20g　　しょうゆ　5g　　七味　0.3g |

| *E* 9kcal | *P* 0.6g | *F* 0.1g | *K* 66mg | *Ca* 4mg |
| *Fe* 0.2mg | *VE* 0.2mg | *VC* 15mg | *DF* 0.5g | *NaCl* 0.7g |

5 大根とにんじんの金平風　炒め物

| 大根　50g　　にんじん　5g　　だし汁　　しょうゆ　5g |
| みりん　2g　　七味　0.2g |

| *E* 20kcal | *P* 0.7g | *F* 0.1g | *K* 154mg | *Ca* 15mg |
| *Fe* 0.2mg | *VE* 0.0mg | *VC* 6mg | *DF* 0.8g | *NaCl* 0.7g |

6 カリフラワーのピクルス　漬け物

| カリフラワー（ゆで）　30g　　酢　3g　　砂糖　1g |

| *E* 12kcal | *P* 0.8g | *F* 0.0g | *K* 66mg | *Ca* 7mg |
| *Fe* 0.2mg | *VE* 0.1mg | *VC* 16mg | *DF* 1.0g | *NaCl* 0.0g |

つくり方

1 にらとかにかまぼこのスープ
❶にらとかにかまぼこは食べやすい長さに切る。かにかまぼこはたて4等分くらいに割いておく。
❷鍋に水を入れ沸騰させる。沸騰したら❶を加え，コンソメ，塩，しょうゆで味をつける。

2 エリンギのホイル蒸し
❶エリンギは食べやすい大きさに切り，ホイルの上にのせる。
❷❶にしょうゆ，みりんをたらし，ホイルで包み蒸し，刻んだあさつきを散らす。

3 焼きなす
❶なすはへたを取りグリルで焼き，熱いうちに皮をむき，たてに割いて盛り付ける。
❷❶にしょうゆをたらし，おろししょうがを添える。

4 焼きピーマン
❶ピーマンは種を取り，たてに6～8等分にする。
❷グリルで❶を焼き，しょうゆをたらし，七味をふりかける。

5 大根とにんじんの金平風
❶大根とにんじんは拍子木切りにする。
❷鍋にだし汁，❶を入れて火にかけ，しんなりしてきたらしょうゆとみりんを加え，水気がなくなるまで煮，七味をふりかける。

6 カリフラワーのピクルス
❶カリフラワーは小房に分けてゆでる。
❷酢と砂糖を混ぜ合わせ，❶にからめる。

7 セロリのピリ辛漬け　　　　　　　　　　　　　　　　　　　*漬け物*

セロリ 50g	しょうゆ 4g	酢 2g	七味 0.2g	
E 12kcal	*P* 0.8g	*F* 0.1g	*K* 226mg	*Ca* 21mg
Fe 0.2mg	*VE* 0.1mg	*VC* 4mg	*DF* 0.8g	*NaCl* 0.6g

8 セロリのにんにくしょうゆ漬け　　　　　　　　　　　　　　*漬け物*

セロリ 50g	にんにく 10g	しょうゆ 4g	酒 2g	
E 26kcal	*P* 1.4g	*F* 0.2g	*K* 274mg	*Ca* 22mg
Fe 0.2mg	*VE* 0.2mg	*VC* 5mg	*DF* 1.3g	*NaCl* 0.6g

9 たまねぎの甘酢漬け　　　　　　　　　　　　　　　　　　　*漬け物*

たまねぎ 40g	みょうが 5g	酢 4g	砂糖 1g	
塩 0.2g				
E 20kcal	*P* 0.4g	*F* 0.0g	*K* 71mg	*Ca* 10mg
Fe 0.1mg	*VE* 0.0mg	*VC* 3mg	*DF* 0.7g	*NaCl* 0.2g

つくり方

7 セロリのピリ辛漬け
❶セロリは筋を取り，斜めに薄く切る。
❷しょうゆと酢を混ぜ合わせ，❶を30分～1時間漬け込み，七味をふりかける。

8 セロリのにんにくしょうゆ漬け
❶セロリは筋を取り，斜めに薄く切る。にんにくはつぶす。
❷しょうゆ，酒を混ぜ合わせ，電子レンジで加熱をする。冷めたら❶をつけ込む。

9 たまねぎの甘酢漬け
❶たまねぎとみょうがは薄めにスライスする。たまねぎは塩をふりかけ，しんなりさせておく。
❷酢，砂糖を混ぜ合わせ，❶をつけ込む。

COLUMN
果物のエネルギー

　果物には果糖が含まれていますが，同時にビタミン，ミネラルや食物繊維を含んでいます。1日にオレンジなら1個，グレープフルーツ，りんごのように大きいものなら1/2個，バナナなら1本くらいを目安にとるとよいでしょう。

　最近の果物は糖度が高いものが多いので，食べ過ぎは，エネルギー過剰を招くことになり注意が必要です。特に果物が出回る秋は，この傾向が強くみられます。

　缶詰やドライフルーツは，おやつとして考えます。

表　1日に食べたほうがよい果物の量

	基準重量，エネルギー	1日の目安量
いちご	中1粒15g，5kcal	15粒
すいか	M玉5kgの1/4，230kcal	1/12個（1/4個の1/3）
なし	1個300g，100kcal	小1個
メロン	M玉1.5kgの1/4，100kcal	1/4個
もも	1個200g，65kcal	1個
みかん	1個120g，40kcal	中2個
かき	1個150g，80kcal	中1個
キウイフルーツ	1個100g，50kcal	小2個
さくらんぼ	1粒5g，3kcal	25粒
デラウェア	1房200g，80kcal	1房
巨峰・マスカット	1粒15g，7kcal	10粒

※重量は，皮など食べない部分も含みます。

主菜料理索引（カロリー順・主材料別）

～100kcal
●肉料理●
料理	kcal	ページ
治部煮	88	54
豚肉のねぎみそ焼き	93	22
鶏肉の照り焼き	95	30

●魚料理●
料理	kcal	ページ
かじきの角煮	78	112
たらのホイル焼き	82	102
かれいの煮付け	86	114
あじの塩焼き	93	68
あじの梅しそ巻き	96	70

101～150kcal
●肉料理●
料理	kcal	ページ
鶏肉の青じそ風味	110	34
豚肉のマスタード焼き	111	20
鶏もも肉の旨煮	124	52
そぼろ丼（そぼろのみのカロリー）	126	58
ささみの酒蒸し，梅あんかけ	127	62
肉そぼろ大根	134	48
鶏肉のチーズ焼き	135	32
ピーマンの肉詰め	146	26

●魚料理●
料理	kcal	ページ
たらの七味焼き	107	98
たらのねぎみそ焼き	112	100
さけの蒲焼き風	118	84
きんめだいのおろし煮	131	116
きんめだいの風味焼き	132	78
きんめだいの粕漬け	133	80
つくね煮	136	60
さわらの和風あんかけ	137	96
さばの塩焼き	141	88
さわらのホイル焼き	142	94
かじきのしょうが焼き	145	74
さけの塩焼き	148	82

●卵料理●
料理	kcal	ページ
厚焼き卵	141	126
ほたて入り卵とじ	148	130

151～200kcal
●肉料理●
料理	kcal	ページ
肉豆腐	153	134
和風ポークソテー（にんじんのグラッセ添え）	156	18
煮豚	167	46
ゆで豚	168	64
豚肉のみりんしょうゆ焼き	180	14
クリームシチュー	186	56
豚肉のソース焼き	188	16
豚ロースのオニオン焼き	196	12
ローストポーク	196	28
豚肉のしょうが焼き	197	2
豚肉のねぎ塩焼き	200	10

●魚介料理●
料理	kcal	ページ
さけとほうれんそうのグラタン	154	86
さわらのムニエル	155	92
さわらの西京漬け	161	90
かじきの豆板醤ムニエル	166	76
いわしのおろし煮	171	110
さばのみそ煮	173	118
いわしの蒲焼き	178	72
えびと野菜の天ぷら	187	108
ぶりのしょうが焼き	195	104

●卵料理●
料理	kcal	ページ
かに玉	183	128

201kcal～
●肉料理●
料理	kcal	ページ
和風ハンバーグ	201	24
鶏肉のホワイトソースかけ	203	36
家常豆腐	205	136
豚肉のべっこう煮	206	44
ポークソテー（カレー味野菜炒め添え）	213	6
ミートローフ	213	38
ポークソテー（ブロッコリーサラダ添え）	224	4
八宝菜	224	42
すき焼き風	226	50
豚肉の削り焼き	228	8
酢豚	275	40

●魚料理●
料理	kcal	ページ
ぶりのゆず香焼き	201	106
きんめだいの蒸し物	222	122
さんまのしょうが煮	297	120

副菜料理索引（カロリー順・調理法別）

●和え物

～10kcal

	kcal	ページ
たくあん和え	6	115
きゅうりの中華和え	8	79
かぶのしその実和え	8	95
チンゲンサイのしょうが和え	8	150
きゅうりとかにかまぼこのしょうが和え	10	33
キャベツのしその実和え	10	97
ピーマンのおかか和え	10	154
水キムチ	10	156

11～15kcal

	kcal	ページ
わかめのレモン和え	11	61
こまつ菜の辛し和え	11	105
こまつ菜としめじの黄菊和え	11	121
かいわれ大根ともやしのわさび和え	11	144
きゅうりとくらげのキムチ和え	11	146
白菜のしょうが和え	11	154
こまつ菜とえのきのしょうが和え	12	7
キャベツのわさび和え	12	71
きゅうりとなすの梅和え	12	117
チンゲンサイの辛し和え	12	150
二色おろし	12	152
ひじきのみぞれ和え	12	154
レタスとわかめの酢の物	12	158
ピーマンの明太子和え	13	154
もやしの梅肉和え	13	156
白菜とかに缶の和え物	13	65
きゅうりの梅かつお和え	14	93
ほうれんそうの磯和え	14	119
かぶの梅和え	14	127
キャベツの磯和え	14	144
こんにゃくともやしのキムチ風	14	146
せりの辛し和え	14	148
セロリのキムチ和え	14	148
にがうりとトマトの和風和え	14	150
もやしの三色辛し和え	14	156
レタスとエリンギの山椒風味	14	158
きゅうりとかぶの梅和え	15	68
なすのしょうが和え	15	17
たたききゅうりの梅和え	15	111
キャベツとしらすの和え物	15	115
さやいんげんと赤ピーマンのしょうが和え	15	142
うどの辛し酢みそ和え	15	142
キャベツときゅうりのごま酢和え	15	144
しめじとこんにゃくの酢みそ和え	15	148
たまねぎのゆかり和え	15	150
根みつばのわさび和え	15	152
ひじきとえびの辛し和え	15	154

16～20kcal

	kcal	ページ
かにかまぼこのおろし和え	16	5
かぶのそぼろ和え	16	55
さやいんげんのごま和え	16	75
ブロッコリーの辛し和え	16	156
にらともやしの酢みそ和え	17	15
もやしとかいわれのごま和え	17	51
キャベツとしばえびのしょうが和え	17	89
キャベツともやしの辛し和え	17	101
なめたけおろし	17	103
かいわれ大根のごま和え	17	113
こまつ菜としらすのお浸し	17	146
春菊としめじののり和え	17	148
なすのしょうがじょうゆがけ	17	150
白菜としらすの和え物	18	3
こまつ菜のごま和え	18	73
アスパラガスのごま和え	18	83
もやしの華風和え	18	137
オクラとえのきたけの辛し和え	18	142
こごみのごま和え	18	146
ほうれんそうの梅肉和え	18	156
かぶの梅びしお和え	19	9
なすの華風和え	19	122
オクラとかぶの梅和え	19	142
にらともやしの辛しみそ和え	19	152
ゆでなすの酢みそかけ	20	7
もやしとわかめのナムル	20	23
根みつばのごまよごし	20	43
ほうれんそうのわさび和え	20	53
こまつ菜のわさび和え	20	91
しめじとオクラの辛し和え	20	113
かぶとにんじんの梅肉和え	20	123

| にらのポン酢浸し | 20 | 152 |

21～25kcal
根みつばとささみのしょうが和え	21	152
白菜とにんじんのごま和え	21	154
キャベツの梅肉和え	22	59
大根のごま酢和え	22	106
きのことささみの深山和え	22	144
ねぎとわかめの酢みそ和え	22	152
キャベツとにんじんの梅かつお和え	23	144
ごぼうのごま和え	24	63
ほうれんそうのごまみそ和え	24	156
キャベツの梅かつお和え	25	81
春菊の三色和え	25	148

26～30kcal
れんこんの梅和え	26	31
かいわれ大根とささみの梅和え	26	142
鶏ささみのおろし和え	27	81
チンゲンサイとハムの辛し和え	29	63
きょう菜のごま和え	30	47

31～40kcal
ほうれんそうのごま和え	31	11
五目和え	31	26
うどときゅうりの酢みそ和え	32	3
ししとうとささみのポン酢浸し	32	146
しらすのおろし和え	35	13
さやいんげんとかまぼこの梅和え	35	129
さやいんげんとにんじんのピーナツ和え	37	103

41～50kcal
ゆでじゃがいもの和え物	44	131
さやいんげんとかにかまぼこの梅和え	47	20
大根と貝柱の和え物	47	56
いかとねぎの酢みそ和え	48	99

51～60kcal
切干大根のごま酢和え	52	71
そらまめとコーンのしょうが和え	55	77
キャベツのみそマヨネーズ和え	59	85
ツナとキャベツの和風和え	59	44

61～kcal
| かぶとさやいんげんのごまマヨネーズ和え | 63 | 101 |
| はるさめの五目和え | 93 | 74 |

●酢の物●
もずく酢	6	51
きゅうりとわかめの酢の物	11	39
もやしとせりの酢の物	12	43
きゅうりとわかめの酢の物	12	146
つまみ菜とわかめの酢の物	13	73
きゅうりとかぶの酢の物	14	45
なます	14	109
レタスの酢の物	15	4
せりともやしの酢の物	15	148
えびときゅうりの三杯酢	16	13
大根と茎わかめの酢の物	17	150
さやいんげんの甘酢和え	18	111
きのこのマリネ	18	144
きゅうりとしらすの酢の物	20	105
アスパラガスとえびの酢の物	20	142

●炒め物●
～30kcal
こまつ菜とさくらえびの炒め物	13	39
糸こんにゃくの辛味炒め	15	109
キャベツソテー	18	135
白菜としらすのソテー	19	35
三色ソテー	21	89

31～50kcal
キャベツとちくわのソテー	31	37
卯の花	36	119
ごぼうとこんにゃくの炒り煮	39	21
ひじきの炒り煮	39	54
れんこんの金平風	40	33
ぜんまい炒め	42	5
肉みそ	43	97
金平ごぼう	46	47
炒り鶏	46	107

51～70kcal
野菜のオイスターソース炒め	53	52
えび卵	54	135
にらともやしのピリ辛炒め	61	64
大根とえびのオイスターソース炒め	64	10

71～90kcal
あさりの卵とじ	81	27
じゃがいもとツナのカレー炒め	83	100
大豆の炒り煮	87	82

料理名	kcal	ページ
じゃがいもの炒り煮	89	136

91〜110kcal

料理名	kcal	ページ
牛ごぼう	93	60
なすと豚肉の炒め物	93	69
ジャーマンポテト	97	87
ビーフン炒め	97	130
なすのみそ炒め	100	126

111〜130kcal

料理名	kcal	ページ
変わり炒り豆腐	115	34
炒り卵	119	30
豚肉と高菜の炒め物	121	62
にらとあさりの卵とじ	129	102

131〜150kcal

料理名	kcal	ページ
生揚げの卵とじ	135	48
牛肉の卵とじ	146	80

151kcal〜

料理名	kcal	ページ
五目卵焼き	152	112

●煮物●

〜30kcal

料理名	kcal	ページ
かぶのスープ煮	13	92
きのことしらたきの当座煮	13	99
わかめとしめじの梅煮	13	166
冬瓜と貝柱のスープ煮	14	164
ふきのおかか煮	14	164
かぶの土佐煮	15	61
キャベツとわかめの煮浸し	15	79
刻み昆布と白菜のしょうが煮	15	162
うどの白煮	16	162
チンゲンサイの煮浸し	16	164
白菜とえのしたけの煮浸し	16	164
たけのことふきのおかか煮	17	58
ほうれんそうとにんじんの煮浸し	18	9
ひじきの煮付け	20	23
ゆずみそ大根	21	75
キャベツとさつま揚げの煮付け	21	95
きのこのピリ辛煮	21	162
ししとうの当座煮	22	162
なすの田舎煮	22	164
ねぎとえのきたけの煮浸し	22	164
大根のえびあんかけ（大根50g,しばえび10g）	23	41
切干大根の煮付け	27	117
大根の貝柱あんかけ	27	120
かぶのえびあんかけ	28	29
ごぼうの土佐煮	29	31
こまつ菜と油揚げの煮浸し	29	69
かにとかぶの旨煮	30	38

31〜50kcal

料理名	kcal	ページ
刻み昆布とさつま揚げの煮付け	33	15
白菜とかに缶の旨煮	34	86
油揚げとほうれんそうの煮浸し	39	36
さといもの田楽風	42	121
ひじきと大豆の煮付け	43	90
さといもの煮ころがし	44	162
大根のえびあんかけ（大根100g, しばえび30g）	48	128

51〜70kcal

料理名	kcal	ページ
かぼちゃの含め煮	51	107
ふろふき大根	52	8
じゃがいもの甘辛煮	52	162
キャベツとさけ缶の甘辛煮	56	14
じゃがいもとこんにゃくの煮付け	57	42
さといもの煮付け	61	46
さといものおろし煮	62	118
大根とさつま揚げの炒め煮	66	89
かぶと豚肉のみそ煮	67	104
かぼちゃのいとこ煮	69	97

71〜90kcal

料理名	kcal	ページ
鶏肉と冬瓜の煮物	71	76
野菜の肉みそかけ	75	72
かぼちゃの野菜あんかけ	76	134
おでん風	78	32
さけと大根の旨煮	79	18
ごぼうと牛肉のしぐれ煮	80	2
さつまいもの甘煮	80	19
生揚げの煮付け	84	53

91kcal〜

料理名	kcal	ページ
高野豆腐の炊き合わせ	93	12
焼き豆腐の旨煮	96	84
鶏肉とじゃがいもの煮付け	118	110
肉じゃが	128	94
じゃがいもと豚ひき肉の炒め煮	133	78
親子煮	137	116
肉団子とじゃがいもの炊き合わせ	157	114

●サラダ●

〜20kcal
料理名		
レタスとグレープフルーツのサラダ	8	*57*
切りトマト	11	*69, 77*
大根と刻み昆布サラダ	13	*160*
ひじきのサラダ	16	*45*
グリーンサラダ	19	*24*

21〜40kcal
豆苗とトマトサラダ	20	*160*
オニオンスライス	24	*160*
かぶのサラダ	25	*17*
ごぼうの梅サラダ	29	*160*
ゆでじゃがいも	33	*25*
りんごのサラダ	34	*127*
コールスローサラダ	44	*50*

41〜60kcal
キャベツとささみのサラダ	41	*6*

61〜80kcal
タラモサラダ	73	*93*
はるさめサラダ	79	*129*

81kcal〜
大根とハムのたらこマヨネーズ	83	*123*
野菜サラダ	83	*28*
ポテトサラダ	101	*21*
さつまいものマッシュ	102	*57*
かぼちゃのサラダ	132	*22*
ポテト・チーズサラダ	134	*55*

●お浸し●
白菜ののり浸し	11	*37*
なすの刺身風	12	*35*
三色浸し	15	*49*
二色浸し	15	*127*
ゆでなす	17	*83*
野菜のお浸し	44	*96*

●漬け物●
白菜ゆず風味漬け	3	*27*
白菜の浅漬け	4	*41*
かぶの浅漬け	7	*85*
きゅうりの風味漬け	8	*49*
かぶの甘酢漬け	10	*88*
カリフラワーのピクルス	12	*168*
セロリのピリ辛漬け	12	*170*
大根ときゅうりのピクルス風	15	*131*
たまねぎの甘酢漬け	20	*170*
セロリのにんにくしょうゆ漬け	26	*170*

●フルーツ●
いちご	15	*87*
キウイフルーツ	21	*29*
オレンジ	23	*19*
グレープフルーツ	23	*41*
バナナ	86	*59*

●その他●
焼きピーマン	9	*168*
しいたけの網焼き	15	*11*
焼きなす	17	*168*
大根とにんじんの金平風	20	*168*
エリンギのホイル蒸し	21	*168*
枝豆	40	*25*
冷奴（豆腐50g）	41	*91*
冷奴（豆腐75g）	59	*65*
卵豆腐	68	*108*
茶碗蒸し	75	*16*
揚げだし豆腐（豆腐60g）	111	*70*
揚げだし豆腐（豆腐75g）	161	*98*

みそ汁・スープ索引（カロリー順）

●みそ汁●

~30kcal

	kcal	ページ
しいたけ　あさつき	21	64
しいたけ　みつば	22	18
しめじ　さやいんげん	22	50
ねぎ　カットわかめ	22	62, 122
しめじ　さやえんどう	23	12
なめこ　ねぎ	23	72
しめじ　みつば	23	90
かいわれ大根(1g)　焼きふ	23	98
しじみ　ねぎ	23	106
大根　大根の葉	24	30, 134
大根　しいたけ	24	60
かいわれ大根(3g)　焼きふ	24	16
しいたけ　ねぎ	24	52, 116
白菜　にんじん	24	80
白菜　あさつき	24	108
ほうれんそう	24	26
はんぺん　みつば	24	92
もやし　あさつき	24	118
さやえんどう　焼きふ	25	28
キャベツ　えのきたけ	25	82
ほうれんそう　たまねぎ	25	20, 46
なす(30g)　ねぎ	25	48
ほうれんそう　えのきたけ	25	96
たまねぎ　にら	26	110
なす(20g)　ねぎ	27	102
もやし　卵	28	76
さといも　さやえんどう	29	44
ねぎ　焼きふ	30	36
たまねぎ	30	94

31~40kcal

さといも　あさつき	31	8, 84
さといも　ねぎ	32	2
さといも　にんじん	33	38
じゃがいも　みつば	35	34, 68, 74
卵(10g)　にら	35	100
卵　ねぎ	36	120
じゃがいも　たまねぎ	38	4
かぼちゃ　ねぎ	40	70

41kcal~

えのきたけ(10g)　油揚げ	42	58
ねぎ　油揚げ	41	88
白菜　油揚げ	41	32
木綿豆腐　葉ねぎ	41	104
えのきたけ(15g)　油揚げ	42	14
大根　油揚げ	42	22
木綿豆腐　ねぎ	42	114
卵　あさつき	43	54
卵(15g)　にら	43	78
キャベツ　油揚げ	43	10
かぶ　かぶの葉　油揚げ	43	112
さつまいも　ねぎ	48	126
木綿豆腐　油揚げ	60	6

●スープ●

コンソメスープ（マッシュルーム、さやいんげん入り）	5	130
レタスのスープ	5	128
コンソメスープ（エリンギ入り）	6	86
エリンギのスープ	10	136
わかめスープ	11	40
コンソメスープ（たまねぎ、ブロッコリー入り）	12	24
にらとかにかまぼこのスープ	13	168
春雨スープ	36	42

医師と管理栄養士が考えた とっておきヘルシーごはん65選 − ローカロリーメニュー集 −

平成23(2011)年5月15日　初版 第1刷発行

著　者	近藤 和雄
	田口 千恵
発行者	加藤 友昭
発行所	第一出版株式会社

〒101-0051
東京都千代田区神田神保町1−39
日本健康・栄養会館
振替口座　00170-3-23838
電　話　(03)3291−4576(代)
FAX　(03)3291−4579

URL：http://www.daiichi-shuppan.co.jp

| 制　作 | 栗田書店 |

東京都千代田区神田神保町1−39

| 印　刷 | 明和印刷 |
| 製　本 | 松島製本 |

著者の了解により
検印は省略

定価はカバーに表示してあります。
乱丁・落丁本は，お取替えいたします。

©Kondō,K., Taguchi,C., 2011

JCOPY ＜(社) 出版者著作権管理機構 委託出版物＞
本書の無断複写は著作権法上での例外を除き禁じられています。複写される場合は，そのつど事前に，(社) 出版者著作権管理機構 (電話 03-3513-6969，FAX 03-3513-6979，e-mail: info@jcopy.or.jp) の許諾を得てください。

ISBN978-4-8041-1095-0　C1077

第一出版 刊行目録(抄)

食事バランスガイド
フードガイド(仮称)検討会報告書

厚生労働省・農林水産省決定

バランスのよい食生活を送るには、何をどれだけ食べたらよいのか？平成17年7月に発表されたフードガイド(仮称)検討会報告書の全内容を収載。

1,800円

「食事バランスガイド」を活用した栄養教育・食育実践マニュアル

(社) 日本栄養士会 監修　武見ゆかり・吉池信男 編

バランスガイドの活用法を対象別に詳しく解説。便利なQ&Aや120種以上の料理イラストを含むコマ作成CD付き。

CD付

2,800円

日本人の食事摂取基準 (2010年版)
厚生労働省「日本人の食事摂取基準」策定検討会報告書

国民の健康を維持・増進するために、エネルギー・栄養素の摂取量の基準を示す。2010年4月から使用の最新版。

2,800円

日本人の食事摂取基準(2010年版)の実践・運用
特定給食施設等における栄養・食事管理

食事摂取基準の実践・運用を考える会 編

日本人の食事摂取基準（2010年版）に基づき、現場の管理栄養士等が対象者に望ましい栄養・食事計画、提供を行うことができるよう解説。

1,600円

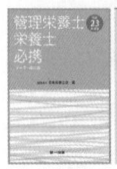

管理栄養士・栄養士必携
―データ・資料集―

(社) 日本栄養士会 編

業務に必要な食事摂取基準、健康・栄養調査、法規などの各種データ等最新の知見を便利なハンドブックにした。
毎年最新刊を発行。

2,500円

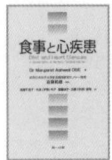

食事と心疾患

Dr Margaret Ashwell OBE 編　近藤和雄 監訳

冠状動脈硬化性心疾患（CHD）においてコントロール可能な危険因子である食事を中心に詳しく解説。

2,400円

身体診察による栄養アセスメント
症状・身体徴候からみた栄養状態の評価・判定

奈良信雄・中村丁次 著

食事療法や栄養療法が重要な病態・疾患を中心に、症状や身体徴候をどのように捉えて判断し、栄養アセスメントを進めればよいかを解説。

2,500円

知っておきたい食生活の基礎知識
「食育」の実践のために

野々村瑞穂 編著

健康的な毎日をおくるために食生活を様々な角度からとらえ、多数のイラスト・図表で解説した入門書。

2,200円

サービングサイズ栄養素量100
食品成分順位表

小山祐子・上田博子 著

約600品目を厳選、一食分（常用量）の栄養素をグラフと表で示し、食品の常用量からどれくらいの栄養素をとれるか等が一目瞭然。

1,600円

第一出版　検索

★表示はすべて本体価格で、消費税が別に加算されます。
★当社ホームページでも、ご注文を受け付けております。